これならわかる

医療被ばく
説明・相談の実務

小松裕司 共著
小松有希

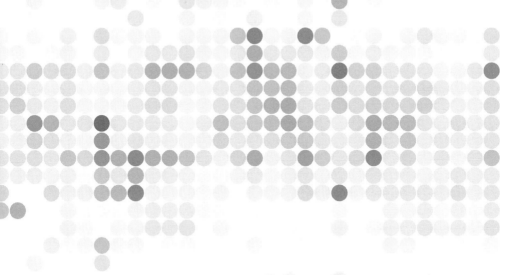

Ohmsha

本書に掲載されている会社名・製品名は、一般に各社の登録商標または商標です。

本書を発行するにあたって、内容に誤りのないようできる限りの注意を払いましたが、本書の内容を適用した結果生じたこと、また、適用できなかった結果について、著者、出版社とも一切の責任を負いませんのでご了承ください。

本書は、「著作権法」によって、著作権等の権利が保護されている著作物です。本書の複製権・翻訳権・上映権・譲渡権・公衆送信権（送信可能化権を含む）は著作権者が保有しています。本書の全部または一部につき、無断で転載、複写複製、電子的装置への入力等をされると、著作権等の権利侵害となる場合があります。また、代行業者等の第三者によるスキャンやデジタル化は、たとえ個人や家庭内での利用であっても著作権法上認められておりませんので、ご注意ください。

本書の無断複写は、著作権法上の制限事項を除き、禁じられています。本書の複写複製を希望される場合は、そのつど事前に下記へ連絡して許諾を得てください。

出版者著作権管理機構
（電話 03-5244-5088, FAX 03-5244-5089, e-mail : info@jcopy.or.jp）

JCOPY ＜出版者著作権管理機構 委託出版物＞

は し が き

　私は医療職とは無縁の家系で育ちましたが、父の大病がきっかけで診療放射線技師を志すことになりました。当初は、医療被ばくに関する相談活動に従事することになるとはまったく想像していませんでしたが、目の前の患者さんが抱く医療被ばくへの不安を少しでも和らげたいという気持ちから、勉強を始めました。その後、多くの方々との出会いや数多くの講演の機会をいただき、私の人生の転機となりました。

　医療被ばく相談は様々な対応が行われており、また、関連団体がそれぞれの主張に基づいて講習会が実施されている現状があります。各団体の主張は理にかなっていたり、患者さんへの思いは共通していると感じる一方で、様々な方法が存在する状況に違和感を抱いています。胸部単純 X 線撮影において立位 PA 方向での撮影がスタンダードであるように、診療放射線技師が行う医療被ばく相談にも、共通の指針が必要ではないかと考えています。本書が医療被ばく相談の基盤となり、多くの国民に貢献できればこれほど嬉しいことはありません。この書籍が多くの方々の手に渡り、全国の病院で医療被ばく相談が広く行われることを願っています。

　最後に、本書の出版にあたり、多くの方々のご支援をいただきました皆様に感謝の意を表します。いつも研究指導でお世話になっている群馬県立県民健康科学大学大学院の五十嵐博先生、書籍原稿の細部に至るまでご助言をいただいた日本放射線公衆安全学会元会長の諸澄邦彦先生、国際医療福祉大学成田病院放射線技術部の五十嵐隆元先生、医療法人香木会伊藤病院の村井均先生、放射線カウンセリングの師である地主明弘先生、カウンセリングについてご助言いただいた横浜労災病院心療内科公認心理師の塚野佳世子先生、そして書籍出版の機会を与えてくださったオーム社の矢野友規氏に深く感謝申し上げます。また、私の活動を理解して支えてくれ、かつ本書の企画・執筆に携わってくれた妻である小松有希に心から感謝します。

　2024 年 9 月

小 松 裕 司

はしがき

　今から十年以上前、当時の先輩であり現在は夫である小松裕司が被ばく相談を受け、対応に困るという出来事がありました。もちろん、彼が医療被ばく相談の勉強を始める前であり、同時にこのような活動を始めるきっかけとなった出来事でもあります。それから主人は医療被ばく相談の勉強を始め、数年間でキャリアを積み、いつの間にか日本放射線カウンセリング学会会長、放射線被ばく相談分科会会長を務めさせていただけるまでになっていました。

　私はというと、もともと医療被ばく相談に対して苦手意識があり、自分にはできない、なるべく対応したくないと思っていました。しかし、主人が熱心に取り組む姿を見たり、講演を幾度となく聴いているうちに、医療被ばく相談に対する考え方がどんどん変わってきました。

　まず、医療被ばく相談は特定の知識やスキルを身に付ければそれほど難しいものではないのかもしれない、と思えるようになったのと、医療被ばく相談が不安を抱く患者さんにとってどれほど支えになるか、ということがわかってきたのです。

　主人はこれまで全国各地で講演を行ってきました。私は、ほぼ毎回それらの講演の予行を家で聴き、時には現地にも足を運びました。そして、主人の講演を聴くうちに、日頃から文章を書くのが好きだった私はいつしか「この内容を一冊の本にまとめたい！」と思うようになりました。本を通じて医療被ばく相談についての考え方が広まれば、私のように自分には難しいと思い込んでいる人の意識も変えることができるのではないか、そして、多くの患者さんを救うことができるのではないかと考えたからです。

　本書は、これまでの主人の講演をまとめ、さらに理解してもらいやすいよう、可能な限りストーリー仕立てで講演口調を再現しながら、主人監修の下で執筆しました。主人の講演が、本書が、一人でも多くの医療被ばく相談に携わる方、医療被ばく相談を受けられる方の力になれましたら幸いです。

　本書は、私達を応援してくださった方の多大なご尽力があって完成することができました。本書出版のためにご協力、ご支援いただいた方々にこの場を借りて深謝いたします。

2024 年 9 月

小 松 有 希

目　次

1 章　医療被ばく説明・医療被ばく相談とは

1・1　医療被ばく相談を学ぶということ･･････････････････････････ **2**

1・2　医療被ばく説明と医療被ばく相談の違い･･････････････････ **6**

1・3　医療被ばく相談が上手くいかない理由･･････････････････････ **7**

1・4　不安の原因は知識不足のみではない････････････････････････ **11**

1・5　医療被ばく相談はなぜ難しくなくなるのか･･･････････････ **13**

1・6　医療被ばく相談を学ぶメリット････････････････････････････ **16**

1・7　放射線カウンセリングと所要時間･･････････････････････････ **18**

1・8　医療被ばく相談を学ぶのに最適な職種とは････････････････ **20**

1・9　医療被ばく相談の目的とゴール････････････････････････････ **21**

2 章　医療被ばく説明・相談に必要な放射線の基礎知識

2・1　放射線と被ばくの影響････････････････････････････････････ **25**

2・2　放射線防護に用いる線量････････････････････････････････････ **29**

　　2・2・1　物理量　*30*

　　2・2・2　防護量　*30*

　　2・2・3　実用量　*31*

2・3　放射線による人体への影響････････････････････････････････ **32**

　　2・3・1　組織反応（確定的影響）　*32*

　　2・3・2　確率的影響　*34*

2・4　100 mSv 未満の低線量域が引き起こす誤解と考え方･･･････ **35**

　　2・4・1　"少しの被ばくでも危険"という噂はどこから来たのか　*36*

　　2・4・2　低線量域における放射線影響のリスク　*38*

　　2・4・3　しきい値なし直線モデル（LNT モデル）と誤解　*40*

　　2・4・4　ランセットに掲載された論文の問題点　*42*

3 章　医療被ばく説明

3・1　法令改正に伴う医療被ばく説明の位置付け･･････････････ **45**

3・2　放射線診療を受ける者に対する説明の対応者･･････････ **50**

v

目 次

3・3 放射線診療を受ける者に対する診療実施前の説明方針 ・・・・・・・・・・・・・・ **52**

3・4 放射線診療を受ける者から診療実施後に説明を求められた場合などの
対応方針 ・・ **53**

3・5 実際の運用 ・・ **56**

4章　医療被ばく相談とカウンセリング

4・1 カウンセリング対応が必要なパターンと見極め方 ・・・・・・・・・・・・・・・・・ **62**

4・2 医療被ばく相談に不安・悩みを伴う理由 ・・・・・・・・・・・・・・・・・・・・・・・・・ **66**

4・2・1 "放射線は危険"という固定観念　*67*

4・2・2 「怖い」要素と放射線　*68*

4・3 不安を伴う医療被ばく相談でしてはいけない対応 ・・・・・・・・・・・・・・・・ **71**

4・4 結論から話しても伝わらない理由 ・・・・・・・・・・・・・・・・・・・・・・・・・・・・・・・ **73**

4・4・1 確証バイアス　*74*

4・4・2 心理的リアクタンス　*76*

4・5 カウンセリングを取り入れた医療被ばく相談の進め方 ・・・・・・・・・・・・ **77**

4・5・1 放射線カウンセリングと進め方　*77*

4・5・2 カウンセリングとは　*80*

4・5・3 医療被ばく相談におけるカウンセリングの効果　*80*

4・5・4 来談者中心療法　*83*

4・5・5 自己概念の変容　*84*

4・5・6 カウンセラーの基本的態度　*86*

4・5・7 相談者が沈黙した場合　*88*

4・5・8 相談対応時の座る位置の心理的効果　*89*

5章　医療被ばく相談時の話の聴き方

5・1 信頼関係の重要性と築き方 ・・・・・・・・・・・・・・・・・・・・・・・・・・・・・・・・・・・・・ **92**

5・1・1 相談における信頼関係の重要性　*92*

5・1・2 リレーションを形成するには　*95*

5・1・3 メラビアンの法則　*96*

5・2 傾聴の意義と効果 ・・ **97**

5・2・1 傾聴とは　*98*

5・2・2 傾聴の効果　*98*

5・3 傾聴技法··100

  5・3・1 雰囲気作り *100*

  5・3・2 簡単受容 *102*

  5・3・3 伝え返し *103*

  5・3・4 閉ざされた質問と開かれた質問 *104*

  5・3・5 要約 *107*

5・4 傾聴の実際··107

6章　医療被ばくの情報提供

6・1 情報提供をする前に··112

6・2 医療被ばく相談の代表的な主訴··································115

6・3 具体的な導入··116

  6・3・1 不安・悩みの原因を探る *117*

  6・3・2 検査回数に納得できない場合 *118*

  6・3・3 被ばく線量を聞かれた場合 *119*

6・4 情報提供··121

  6・4・1 組織反応（確定的影響） *121*

  6・4・2 確率的影響 *123*

  6・4・3 漠然とした不安 *126*

  6・4・4 子供の被ばく（発がん、将来への影響等） *127*

  6・4・5 妊娠中の影響 *128*

6・5 確率的影響の説明で被ばく線量を伝える場合の注意点··········130

  6・5・1 実効線量の意味と考え方 *131*

  6・5・2 実効線量を医療被ばく相談で用いるには *132*

6・6 医療被ばく相談の例と理想的な進め方··························135

7章　医療被ばく相談の実際

7・1 医療被ばくに関する質問を受けたら····························139

7・2 事例検討··141

  7・2・1 医療被ばく説明対応例 *142*

  7・2・2 医療被ばく相談対応例① 主訴が確率的影響の場合 *145*

  7・2・3 医療被ばく相談対応例② 主訴が組織反応の場合 *148*

目 次

7・3　まとめ ･･･ **153**

8章　医療被ばく相談記録

8・1　相談記録の意義 ･････････････････････････････････････ **156**

8・1・1　相談記録の目的　*156*

8・1・2　医療被ばく相談における倫理的責任と義務　*158*

8・2　相談記録の実際 ･････････････････････････････････････ **159**

8・2・1　相談記録内容　*159*

8・2・2　相談記録の形式例　*159*

8・2・3　相談記録の作成方法　*161*

8・3　相談記録の具体例 ･･･････････････････････････････････ **161**

9章　電子メールによる医療被ばく相談対応

9・1　電子メールによる医療被ばく相談の特徴 ･････････････ **165**

9・1・1　電子メールによる医療被ばく相談のメリット　*166*

9・1・2　電子メールによる医療被ばく相談のデメリットと注意点　*167*

9・2　電子メールによる医療被ばく相談対応の実際 ･････････ **170**

9・2・1　電子メールの場合の質問パターンの見極め方　*170*

9・2・2　電子メールでの対応開始時の対応（初回の返信）　*173*

9・2・3　返信例①　医療被ばく説明対応の場合　*174*

9・2・4　返信例②　医療被ばく相談対応の場合　*177*

9・2・5　メールのやり取りが途絶えた場合　*180*

10章　医療被ばく相談窓口の開設

10・1　開設準備 ･･･ **182**

10・2　相談を受けるにあたっての注意事項 ･･･････････････ **184**

10・3　医療被ばく相談窓口が全国に増えたら ･･･････････････ **185**

索　引 ･･･ **187**

1章
医療被ばく説明・医療被ばく相談とは

　医療被ばくについて説明を求められたり、相談を受けたとき、どのように対応するのが望ましいのでしょうか。

　まず、医療被ばくとは何かというと、診断や治療の目的で患者さんが放射線を受けることを指します。診断や治療のために必要な医療被ばくですが、放射線を用いるために不安や悩みを抱く患者さんは少なくなく、説明を求めたり、相談に来られる方は後を絶ちません。

　ですが、そのような患者さんに対して、「これを言えば納得する」といった言葉があるわけでもなく、患者さんの状態や悩みは多岐にわたるので、すべての患者さんに同じ対応をすればよいというように、一つの正解があるわけではありません。そのため、医療従事者にとって医療被ばく説明や相談は難しい、ややこしいと考えられがちです。

　しかし、**医療被ばく説明・相談の性質を学び、パターンを知り、それに合わせた対処法を習得しさえすれば、それほど難しいことではなくなります。**

　医療被ばく説明・相談を学ぶ前に、その性質について知らなければ、適切に対処することはできません。ここでは、医療被ばく説明・相談とはどういうものか、なぜややこしいのか、医療被ばく相談を学ぶことにはどんなメリットがあるのか、ということについて解説したいと思います。

　また本章では、医療被ばく相談において目指すべきゴールについても示してい

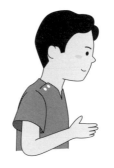
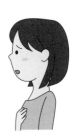

ます。何事においてもゴールを正しく定めなければ、方向性をもって進むことはできません。本章を読めば医療被ばく説明・相談の性質がわかり、誰もが前向きに医療被ばく相談に取り組むことができるようになるはずです。

1·1 医療被ばく相談を学ぶということ

　本書を手にとっていただいているあなたは、診療放射線技師、医師、看護師の方か、いずれにしても医療従事者、あるいは医療従事者を目指している学生さんではないかと思います。

　さっそく質問ですが、あなたは医療被ばく相談が得意ですか？「この検査の被ばくは大丈夫ですか？」と聞かれたときに自分がどう対応すべきか、すぐに思い描くことができますか？

　私の経験上ですが、この手の質問に対して胸を張って得意だと言える方は、そう多くないかもしれないと思っています。というのも、今でこそ医療被ばく相談について講演させていただけるようになっていますが、かつての私も医療被ばく相談が苦手な診療放射線技師の一人でした。

　私は現在、診療放射線技師の養成校で教壇に立っていますが、それまでは20年以上、現場で診療放射線技師として勤務していました。今から十数年前、こんなエピソードがあります。

　ある日の夜勤帯、怪我をした子供の CT を撮ったのですが、そのときその子の母親に

　　「何枚も写真が撮られていましたけど、子供がこんなに被ばくして大丈夫なんですか？　影響はないのですか？」

と深刻な面持ちで質問をされました。自分の子供が怪我をしたばかりだったのに、さらに被ばくのことにまで頭を悩ませることになったのだから、その不安は当然だったと思います。

　そう聞かれた私は、その母親の切羽詰まった空気に飲まれ言葉に詰まってしまいました。それまでは医療被ばく相談を受けることがあっても、少し話せば何となくわかってくれる方だったり、対応に困れば近くにいた上司に代わってもらったりで、何とか切り抜けることはできていました。しかし、そのときは夜勤帯

だったので、頼れる人は誰もいませんし、自分一人で対応するしかありません。とりあえず待っていただくように伝えると、部署内にある医療被ばくに関する本をかき集めました。

　そして、母親のもとへ戻るなり、放射線に関する正しい知識を伝え、今回被ばくしたであろう推定線量等の数値や、身体へ影響を及ぼす被ばく線量を、そのときにわかる範囲で伝えました。自分なりに真剣に説明して、質問に丁寧に答えて、自分なりに最善の対応を尽くしました。そして、必死で対応しながら

　　「こんなに丁寧に説明したんだから、わかってくれるだろう」

と、心のどこかでそう思っていましたし、自分が思い描いていた医療被ばく相談の終わりは

　　「よくわかりました。じゃあ大丈夫ですね！　ありがとうございます」

と、スッキリした表情で言ってもらえることだったので、その理想のゴールにたどり着けると信じて説明していました。

　しかし、現実は理想通りにはなりませんでした。

　　「そうなんですか……、わかりました」

と、その歯切れは悪く、「わかった」という言葉とは裏腹に、その母親の表情は曇っていました。それは、自分が思い描いていた理想のゴールとはかけ離れたものでした。

　そのとき感じた後味の悪い印象を、私は今でもよく覚えています。それは「自分は患者さんのために最善の仕事ができたのか」という疑念が浮かんだことです。

　医療被ばく相談は、医療被ばくについてわからないことがあるから質問されているので、それに対して説明ができれば、それが即ち「医療被ばく相談終了」だと考える方もおられると思います。しかし、私はそのとききちんと説明できたにも関わらず、なぜか「無事に終わった」とは思えませんでした。それまでも医療被ばくに関する質問を受けたことがないことはなかったのですが、なぜかこのときのことは妙に胸に引っかかりました。その後再度説明を求められたり、特別クレームがあったわけでもないのに、なぜか「もっと最善のゴールがあったのではないか」という思いが強く心に残ったのです。

　その後も何度か医療被ばく相談を受ける機会がありました。しかし、結果はいつも同じで、スッキリしませんでした。

　どうしたらよいのか模索していると、ある日、放射線カウンセリングというも

のを知りました。

　　放射線は体に悪く、形態異常やがんを引き起こすと一般に言われていることから、医療被ばくや原子力災害により被ばくしたことで、強い不安状態に陥ることがある。このような場合に効果的なカウンセリングを行うことは有効である。

　医療被ばく相談において、患者さんが持っている疑問に答えを出さなければいけない、という固定観念を持っていた自分にとって、医療被ばく相談にカウンセリングで対応するというのは目からウロコでした。もしかしたら、放射線カウンセリングこそがスッキリしなかった理由の手掛かりになるんじゃないか、というふうに感じました（放射線カウンセリングについては、1・7節「放射線カウンセリングと所要時間」参照）。

　さらに、そういったカウンセリング技法を取り入れた放射線被ばく相談（医療被ばく相談と災害被ばく相談）で活動している学会がある、ということに強く興味を惹かれた私は、まず産業カウンセラーの資格を取り、日本放射線カウンセリング学会に入会し、放射線カウンセリングの勉強をしました。そして理事になり、学会に寄せられたメール相談の対応をさせてもらえたり、病院でも医療被ばく相談を担当して、カウンセリングの知識を活かして医療被ばく相談の実績を積みました。気が付けば、日本放射線カウンセリング学会の会長に、そして、新設された日本診療放射線技師会の認定資格である放射線被ばく相談員の初代分科会長を拝命しました。

　そんな私が、今あの夜勤帯の医療被ばく相談を振り返ってどう思うかというと、やっぱり最善のゴールではなかったと改めて思います。知識と経験を積んだ今なら、もっとよいゴールまで、患者さんとたどり着ける自信があります。

　経験を積んで気付いたことは二つあります。

　一つは、医療被ばく相談の内容は多岐にわたるため、対応するには莫大な知識が必要かと思っていたものの、ある程度限られた知識を押さえておけば対応できるということです。

　そして、もう一つは、受ける質問の内容は様々でも、不安の原因はある程度決まっていて、アプローチ方法はパターン化できるということです。そのパターンを知り、さらに心理学の知識とカウンセリングのスキルを学べば、誰でも“スッ

キリする医療被ばく相談"をすることができるのではないか、いつしかそう考えるようになりました。

　私はそういった医療被ばく相談のノウハウをもっと多くの人と共有するために、これらのことを講演してきました。講演を聴いてくれた方のなかで、実践してくれた方の声では

　　「知る前と知った後では、医療被ばく相談への苦手意識がなくなった」
　　「患者さんに理解してもらえることが多くなった」

と言っていただけるようになり、これらのノウハウは多くの人の医療被ばく相談への意識や、そのあり方を変え得ることができるのではないかと確信するようになりました。

　もちろん、人対人のことなので、100％上手くいくという保証はありませんが、上手くいく確率を限りなく上げることはできると思っています。

　　　　医療被ばく相談が苦手な方へ
　　　　医療被ばく相談でなぜか上手くいかなかった経験がある方へ

　私もはじめはまったく同じで、何となく苦手で、なぜ上手くいかないのかわかりませんでした。しかし、今では患者さんの心に寄り添い、力になることができるようになったと実感しています。

　次はあなたの番です。

　これから医療被ばく相談を受けたとき、より多くの患者さんの不安解消に手を貸せるようになるはずです。本書があなたのお役に立つことを願っています。

まとめ
- 医療被ばく相談に来られる方は心理的な不安を伴っている
- 不安に対しては心理学に基づいてアプローチすることが有効である

1章　医療被ばく説明・医療被ばく相談とは

1·2　医療被ばく説明と医療被ばく相談の違い

　医療被ばく相談についてお伝えする前に、本書で取り扱う**医療被ばく説明**と**医療被ばく相談**の違いについて明確にしておきます。

　医療被ばく説明は医療法施行規則によって必要となりましたが、その背景として、厚生労働省の「医療従事者と患者との間の情報の共有に関する基本方針」に、以下のように記載されています。

「患者に対する一般的な診療行為についての情報提供は当該診療行為の実施前に行うことが基本であるが，放射線診療についてはその身体に対する長期的影響への懸念から，放射線診療実施後に当該診療を受けた患者から改めて説明を求められるケースが多い」

　つまり、放射線検査は検査後に説明を求められるケースが多いため、その検査の情報提供、すなわち医療被ばく説明を実施しましょう、ということになりました。

　また、なぜ検査後に説明を求められるかというと、「その身体に対する長期的影響への懸念から」とあり、放射線が長期的に身体にどのような影響を及ぼすかということについて、患者さんが不安を抱いているためです。

　ということは、医療被ばく説明は何のために行うかというと、**これから受けることになる検査について、躊躇うことなく、安心して受診してもらうため**ということになります。

　医療被ばく説明の方法やあり方、法令改正の概要については、3章「医療被ばく説明」で詳しく解説しますが、要は「いかに安心して検査を受けてもらえるように、わかりやすく情報提供できるか」「検査について、必要なことを適切に解説できるか」ということが大事になります。

　これから受けることになる検査について説明するため、ここで説明する内容には、個々の患者さんの心理状態は関与してくることはあまりなく、**どの患者さんに対しても同じように説明できること**が重要です。

　一方、医療被ばく相談は、患者さんからその必要性を感じ（本人は必要だと意識していないかもしれませんが、自身で不安をどうすることもできず）、**不安を解消するために医療従事者に持ちかけるもの**になります。医療被ばく説明は、患

者さん個人によってあまりその内容を変更する必要はないので、事前に実施の仕方や説明内容を十分に検討すれば比較的容易に対応することができるのに対して、医療被ばく相談は、**患者さんの個々の悩みや不安に合わせた対応が必要となるので、同じ対応では上手くいかない**、ということになるのです。

　実はこの目的や実施の意味が違う両者ですが、現場ではその対応は混同されていることが多く、そこが医療被ばく相談を難しくしている一因となっており、上手くいかない原因となっているのです。

> **まとめ**
> ● 医療被ばく説明は、これから受けることになる検査について、安心して受診してもらうためのもの
> ● 医療被ばく相談は、不安を感じた患者さんが、自ら医療従事者に相談として持ちかけるもの

1·3　医療被ばく相談が上手くいかない理由

　医療に携わられているあなたは日頃から患者さんのために、仕事または勉強をされていることと思います。

　もちろん診療放射線技師である私もそのうちの一人で、現場にいるときはいかなる場合でも患者さんファーストで仕事をしてきましたし、患者さんのためになると思ったことであれば、どんなことでも取り組んできました。医療被ばく相談においても

　「目の前にいる人の不安を解消したい」

　「心から安心して検査を受けてもらいたい」

　「必要な検査を受けてもらうことで、その人の健康に寄与したい」

　私は常にそんな思いを抱きながら、目の前の被ばくに悩む患者さんと向き合ってきました。

　ですが、すでに現場で働いていて、医療被ばく相談を受けたことがある方なら、一度はこんな経験をされたことがあるのではないでしょうか。

1章 医療被ばく説明・医療被ばく相談とは

・聞かれたことにちゃんと答えているのに、わかってくれない
・なぜか同じ質問を繰り返されて、堂々巡りになる
・「わかりました」と言われて相談終了したはずなのに、後日また同じような質問
　をされる

　医療被ばく相談は、質問にどれだけ丁寧に答えても、正しい知識を伝えても、
なぜかわかってもらえないことがあります。そのために、「医療被ばく相談は難
しい」と苦手意識を持たれている方も少なくないと思います。前述した通り、か
つての私もその一人で、質問にはきちんと答えているのになぜわかってもらえな
いのか、ずっと悩んでいました。

　ですが、実は**「質問にはきちんと答えているのに」というこの気持ちこそが、
そもそもの誤り**だったのです。

　医療被ばく相談は**相談**であって、**質疑応答**ではないのです。相談に乗るべきと
ころなのに、前節で解説した「医療被ばく説明」を実施している可能性があるの
です。

　どういうことかというと、単純にわからないことがあって、その疑問を解決し
たいと思ってするのが質問になります。その場合は質問に対して回答または説明
をするだけで十分です。たとえば

　　「この検査は何分くらいかかりますか？」
と質問されれば、約20分かかる検査なら

　　「約20分です」
と答えればいいでしょう。

　しかし、こう聞かれた場合はどうでしょうか。

　　「この検査の被ばく線量はどのくらいですか？」

　こう聞かれた場合にも、つい「○○ mGy です」や「○○ mSv です」と答えた
くなってしまうかもしれません。かつての私なら、すぐに施設で算出した線量表
を確認して答えていたと思います。

　ですが、実はいきなり線量だけを答えてしまってはいけないのです。なぜな
ら、この質問は先ほどの質問と同じように見えても、その性質はまったく違うた
めです。

　その相違点は二つあります。
・「分」は誰でも知っている時間の概念であるのに対し、「Gy」や「Sv」は意味の

8

まったくわからない線量の単位である

・聞いてきた理由が、時間はおおよそ検討がつくのに対し、線量は不明確である（時間については、所要時間から予定を立てたかった、あるいは終了時間の目安が気になった等と予想ができるが、線量はどのような理由や心境で質問しているのかがわからない）

つまり、この質問は「医療被ばく説明」を求めているのではなく、不安を伴う「医療被ばく相談」を求めている可能性がある、ということです。そしてこれが医療被ばく相談だった場合、線量の単位に関する説明をするよりも先に、質問の背景を探り、その意図を知る必要があります。線量という数値を伝える難しさについては後述しますが、質問に不安や悩みを伴っているかどうかが重要なポイントになります。

線量を聞いてきた理由として、単純に線量が知りたい、という人は稀です。それよりは、今回の被ばくによって自分に身体的影響が現れるかもしれない、という不安があり、それを解消したくて質問している人が大半になります。

質問に不安や悩みが伴っているか否かで、説明を実施するだけでいいのか、医療被ばく相談対応になるのかが変わってきます。もし質問に不安や悩みを伴っていた場合は、**いくら医療被ばく説明を繰り返しても、不安を解決しない限りは、その対応が無事に終了することはあり得ません。**

ただし、線量を聞かれても、少し放射線に関して知識がある、あるいはテレビで見た等で「どれくらいの線量か単純に知りたかった」という場合もあり、その場合は時間を尋ねた質問と同じ性質の質問になるので、線量だけを伝えて終了しても大丈夫です。同様に、単純に知りたいことがあって質問に来られた方には、医療被ばく説明を実施するだけで問題ありません。

また、「この前も検査したけど今日も検査して大丈夫？」といったように、一見不安から発生したような質問に見えても、単純に専門家から「大丈夫」という言葉が聞きたいだけ、という方もおられます。そういう方になら「大丈夫です」と返すだけでいいと思います。

つまり、**放射線に関する質問を受けたとき、単純に疑問を持って質問に来られた方と、不安や悩みを抱えて相談に来られた方に二分できます。**

ここを見極めて医療被ばく説明で対応するか、医療被ばく相談を実施するかが重要になります。

1章　医療被ばく説明・医療被ばく相談とは

　このことを知らず、医療被ばく相談はすべて前者のように単純な質問と捉えて、いきなり説明を開始される方が非常に多いのです。かつての自分もそうでした。それでも、私個人の印象としては、単純に疑問を持って質問される方が全体の割合としては高く、簡単に説明したり、「大丈夫です」というだけで対応が終了してしまうことも少なくないため、対応方法が2パターンあるということに気が付いていない医療従事者が多いのです。

　ちなみにですが、前者のように単純な疑問を持って質問に来られた方の対応を進めるのに、非常に有効かつ便利な方法があります。それは、すでに出版されているQ&A本を活用して、そこに載せられている回答を頭に入れておく、もしくは、そういった本を患者さんとともに見ながら解説することです。Q&Aの本は何冊か出版されていますし、参考になる回答や、非常に役立つ知識も載せられています。

　ですが、質問しに来られる方のなかには一定数、後者のように不安や悩みを抱えている方がおられ、その方には質問に"答える"よりも、不安に"応える"ということが重要になってきます。

　単純な疑問を持たれている方のほうが多いなら、質問に答えるだけでほとんどが上手くいくということですし、今まで通り説明だけでいいんじゃないか？　と思われるかもしれません。確かに一見、少数派の人のためだけに対応策を考えたり、勉強するのは効率が悪く、割に合わないという気分になられるという方もおられるでしょう。誰だって割に合わない勉強や仕事はしたくないですよね。

　しかし、そうすれば、不安や悩みを抱えて相談に来られた方はどうなるでしょうか。どこに相談しても「ややこしい人、言っても理解できない人」というレッテルを貼られ、ときにはクレーマー扱いされて、さまよう人となってしまいます。

　ただ、不安を抱えているだけなのに。

　それを解消してほしいだけなのに。

　そして、そういう人たちこそが、本当に救いの手を差し伸べる人たちであり、医療被ばく相談を今学ぼうとしている私たちにしか救えない人なのです。

　今まで、多くの人にとって医療被ばく相談が難しかった理由はとてもシンプルです。

　医療被ばく相談だと思っていたものに対して、説明が必要なパターンと相談対応が必要なパターンがあることを知らずに、どちらに対しても熱心に医療被ばく

10

説明を繰り返していたためです。

　あなたの患者さんを思う優しさや、積み重ねてきた知識が間違っていたわけではありません。ただ一つ違ったのは、解決すべき対象は目の前の質問でなく、奥に隠された不安だった、というだけです。

　先ほど、単純な疑問を持って質問に来られた方のほうが多いかもしれないと述べました。ですが、いきなり回答を始めてしまった相手が、もし不安や悩みを抱えている人だったら、その医療被ばく相談は上手くいきません。なので、はじめにどちらのパターンの相談かを見極めることが非常に重要となってきます。

　本書では、患者さんからの質問に不安や悩みを伴っているか否かの見極め方から、その後の医療被ばく相談対応の進め方を書いています。

　あなたが本書を読み終える頃には、きっと今まではできなかった医療被ばく相談のスタイルを、効果的な医療被ばく相談のやり方を手にしているはずです。

　あなたの病院に相談に来られた、不安を抱えて、助けてほしくて差し出している患者さんの手を取れるのは、本書を手にしたあなたしかいません。どうか1パターンのやり方で納得できなかった人を、クレーマーだとか、理解の悪い人だと諦めないでください。

まとめ

- 医療被ばく相談は、疑問を持って質問に来られた方と、不安や悩みを抱えて相談に来られた方の2パターンある
- 医療被ばく相談が難しかったのは、質問に2パターンあることを知らずに、熱心に医療被ばく説明を繰り返していたため

1・4　不安の原因は知識不足のみではない

　先ほど、不安や悩みを抱えている方には質問に答えるよりも、不安に応えるということが重要だと述べました。

　「でも、被ばくが怖いのは、結局放射線が怖いからでしょ？」

　「放射線のことちゃんと知ってもらえれば怖くなくなるだろうし、そのため

には情報提供が必要だ」

と思われた方もおられるかもしれません。

もちろん情報提供も大切です。医療被ばく相談に情報提供は必要不可欠です。

ですが、患者さんが持つ不安自体は、実は知識不足のみによって引き起こされているのではありません。

ここで、**欠如モデル**という考え方を紹介します。欠如モデルとは何かというと「科学技術に対する人々の不安と疑念は、主に科学に関する知識の欠如によって引き起こされている。知識の不足を克服するために科学技術に関する十分な情報を提供することによって、人々は考えを変えて納得してくれる」という考え方のことです。

一つ例を挙げると、原子力発電所建設の例があります。

東日本大震災による福島の原子力発電所の事故後は反対派が増えたものの、事故前でも原子力発電に反対という方々は一定数おられました。そして、科学者は原子力発電の安全性を訴えるために、建設される折に地域住民への説明会を何度も開いて、一般の方々の知識を増やして容認してもらうことを試みました。

しかし、それらの説明会が、原子力発電の容認に簡単に結びつくことはありませんでした。

ちなみに私は原発推進派でも、脱原発派でもありませんが、私がここで言いたいのは、原子力発電がいくら科学的に安全であったとしても、科学で市民の安心を引き出すことはできなかった、ということです。なぜならその背景には、原子力発電に反対する人は、原子力発電について無知だから反対していた、というよりも、個人のモラルであったり、価値観であったりと、心理的な要素が大きな影響を与えていたからです。

専門家はこのような失敗を何度も繰り返してきたという歴史があって、最近は科学コミュニケーション、リスクコミュニケーションといった学問が注目されています。

医療被ばく相談の対応者となる私たちは、放射線の専門家です。

私が働き始めた頃は、線量を提示することで信頼を得ようとしたり、また、被ばくの知識を多く、そして詳しく教える説明がよりよい相談対応であるとされていることもありました。

しかし、そのような対応こそが正に欠如モデルであり、専門家故に陥りやすい

考え方です。この考え方のままでは、残念ながら患者さんの放射線への恐怖も、不安も払拭することはできないのです。恐怖や不安を払拭するには、患者さんの心の悩みに直接アプローチするしかありません。

詳しく説明するだけではダメで、悩みにアプローチするなんて、カウンセラーじゃあるまいしなんだか難しそう、と思われるでしょうか？　いろいろ考えるより説明をしてしまうほうが楽だ、と思われるかもしれません。

しかし「悩みにアプローチする」というのは、その対処法は案外シンプルであり、ある意味では詳しく説明するよりも難しくないかもしれません。

まとめ

- 放射線への不安は、放射線の知識不足のみによって引き起こされているのではない
- 知識を補うように説明しても、不安は解消されない

1·5　医療被ばく相談はなぜ難しくなくなるのか

「悩みにアプローチする」のは詳しく説明するよりも難しくないかもしれない、と述べましたが、それはなぜかというと、患者さんの不安さえ解消できれば、不足した知識をすべて補完しなくては！　と気負わなくてもいいからです。医療被ばく相談の目的は、**患者さんが不安等の悩みから解放されること**にあります（詳しくは1·9節「医療被ばく相談の目的とゴール」にて後述します）。

ところで、医療被ばく相談が敬遠されるもう一つの理由があります。それは、質問があまりに多岐にわたることです。

たとえば、以下のような質問を受けたとします。

・昨日、レントゲンとCTの検査を受けました。合計の被ばく線量を教えてください
・少しの被ばくもしたくないのですが、できるだけ少ない被ばく線量で検査してもらえませんか？
・浴びた放射線は身体に残りますか？

・検査を受けたときにプロテクターをしてもらえなかったのですが……

・前回検査を受けてから妊娠がわかったのですが、中絶を検討したほうがいいでしょうか？

・今回の検査でがんになる確率はどれだけ上がったのでしょうか？

あなたならまずどのように答えるでしょうか。少し考えてみてください。

六つの質問に対して、いろんな知識が頭の奥から引き出されたのではないでしょうか。

これらの回答に詳細に答えようとすると、非常に難しく、なかなか時間がかかると思います。というか、これらの質問を読んだだけで、なんだか大変だ……、という印象を受けますよね。かつての私もこのような質問をされたら、かなり頭を悩ませていたでしょう。

ですが、今の私ならこれらの質問を受けたとき、最初にとる対応はすべて同じです。

質問に隠された不安を探し、受け止め、共感した後、その不安の具体的な対象を探っていく。

これだけになります。

もちろん専門家なので、被ばくに関する知識の説明はしなければなりません。ですが、先ほど述べた通り、医療被ばく相談の目的は患者さんが不安から解放されることなので、説明はプロセスに過ぎず、力を入れすぎる必要はないということです。

なので、本書ではこのような質問一つひとつに対して、このように答えたほうがよい、という模範解答を並べていくようなことをするつもりはありません。なぜなら、100人の人が同じ質問をしたとしても、その人の持つ不安や悩みの形は様々なので、返すべき答えは100通りあるからです。

私は放射線カウンセリングに出会って、医療被ばく相談の経験を重ねていくうちに、医療被ばく相談に寄せられる質問にはあるパターンがあるということに気が付きました。そして、放射線の影響を説明したり、専門知識を回答したり、被ばく線量を伝えるにしても、相談の進め方でその結果は180度変わってきます。相手の話の聴き方や、こちらの話し方、伝え方を少し変えるだけで、理解してもらえない話をスッと受け入れてもらえることができるのです。

では、どうすればスムーズに回答を受け入れてもらえるようになると思いますか？　その答えは非常にシンプルです。

「**よく話を聴くこと**」

これだけです。もっと何かあるんじゃないか、と思われたかもしれません。確かにもっと重要なこともあるかもしれませんが、しかし、基本原則はこの"よく話を聴くこと"に尽きます。

そして、よく話を聴くというのは、簡単なようで実は非常に奥が深いのです。

よく話を聴くと、見えてくるものがたくさんあります。質問に隠された本当の悩み、不安を抱くようになった背景、患者さんの気持ちの浮き沈み……。

私たちは、よく聴くことによって見えてきたものに共感し、相手の気持ちを受け止めます。すると、患者さんは安心し、次第に信頼関係が生まれます。そしてこちらが不安や悩みの原因（主訴）をしっかり把握すれば、そこで初めて適切な情報提供をするのです。

質問の形は一見様々でも、不安の原因を突き詰めていくと、実は以下の5項目にすべて集約することができます。

① 組織反応（不妊等）

② 確率的影響（発がん等）

③ 漠然とした不安

④ 子供の被ばく

⑤ 妊娠中の影響

なので、医療被ばく相談において、様々な質問に対する答えをすべて持ち合わせる必要はなく、この5項目に関する特定の知識を頭に入れておくだけでいいのです。

特定の知識とは、具体的には次の四つです。

・関連する放射線の知識

・特定の心理学の知識

・話の聴き方

・情報提供と伝え方

そして、本書ではこれらのことを、すぐに誰にでも実践できるように、わかりやすく解説しているつもりです。どうか最後まで読んでみていただいて、ぜひ医療被ばく相談が得意な人になっていただけたら幸いです。

1章　医療被ばく説明・医療被ばく相談とは

まとめ

- どんな質問を受けたとしても、質問に隠された不安を受け止め、共感した後、その不安の具体的な対象を質問で探っていくこと
- 患者さんの話をよく聴くことが何より大切

1·6　医療被ばく相談を学ぶメリット

ところで、あなたは医療被ばく相談を学ぶことについて、どのような印象をお持ちでしょうか。

・医療被ばく相談なんて、詳しくてやりたい人がやればいい

・患者さんとの話が長くなりそうで面倒

・検査を受けたくない人は受けなければいい

・医療被ばく相談を勉強するくらいなら、CT や MRI 等、他のモダリティの勉強をしたい

医療被ばく相談を業務の一つとして考えたとき、このように考える方もおられるでしょう。私も、そういった声を今まで何度も聞いてきましたし、私自身診療放射線技師として、そう思ってしまう方の気持ちもわからなくはありません。

しかし、たとえ今上記のような感情をもたれていたとしても、診療放射線技師であれば医療被ばく相談は学んでおいて損はないと思います。

医療被ばく相談を学ぶことには、医療被ばく相談で患者さんの力になれること以外にも、大きなメリットが三つあるからです。

① 職場で必要不可欠な人材になる

医療被ばく相談を本気で勉強している人、医療被ばく相談が得意だという人は診療放射線技師のなかでもそう多くありません。苦手意識を持っていたり、他のモダリティ優先で、後回しにされてしまうことが多いからです。

なので、ちょっとしたコツを知り、必要な知識を少し勉強して医療被ばく相談が得意になれば、あなたは職場で確実に重宝されます。

「君がいてくれて本当に助かったよ」

と上司に頼りにされるような

　「あなたに相談できてよかったです」

と患者さんに感謝されるような、そんな人材って憧れますよね。医療被ばく相談に対応できる知識を本気で身につければ、誰でもそのような人材になれる可能性は大いにある、と私は思っています。

② 医療被ばく相談以外でも役に立つ

　心理学の知識、傾聴のスキル、そして人に言葉を伝えるスキルは、医療被ばく相談だけでなく、他のモダリティにおいても、また、職場内、ひいては家庭内のコミュニケーションにおいても非常に役に立つはずです。なので、あなたにとって勉強しておいて損になることはまったくありません。たとえば

　　子供が言うことを聞いてくれない

　　上司に提案を受け入れてもらえない

　　部下が思うように仕事をしてくれない

というときにも、傾聴のスキルや心理学の知識を利用すれば上手くいく可能性は上がります。

　医療被ばく相談でも人間関係においても、相手の話をよく聴き、相手の立場を理解するということは、相手を大切にするということであり、それが結果的に信頼関係を築いたり、自分の思いを受け入れてもらえることにつながるからです。

③ 診療放射線技師の業務拡大につながる

　昨今、AI（人工知能）の発達により、数多の職種で急速に自動化が進んでいます。このままいけば、私たちが普段使っている装置においても、もしかしたら一部は近い将来 AI に取って代わる日が来るかもしれません。ただ、どんなに自動化されても無人では検査することはできないでしょうし、診療放射線技師には放射線機器を管理する役目もありますので、おそらく診療放射線技師の仕事自体はそう簡単にはなくならないでしょう。

　しかし私は、なくならない職種だとしても、人員が限りなく削減される可能性はあると思っています。もしそのような時代が到来し、残る仕事は何かと考えたとき、そのなかの一つに医療被ばく相談は入るのではないでしょうか。

　AI が発達し、検査の自動化がある程度進んだとしても、人々の被ばくに対する不安がなくなることはないでしょうし、医療被ばく相談ができる人員が不要になることは、人体に無害な放射線でも発見されない限り、この先絶対にあり得ません。

1章　医療被ばく説明・医療被ばく相談とは

なので、放射線被ばくの勉強をし、医療被ばく相談で実践を積んでいた場合、その知識・経験は無駄にはならないはずです。

医療被ばく相談を業務として確立すれば、診療放射線技師の業務拡大にもつながり、医療被ばく相談の知識や経験は長い年月にわたってあなたの医療従事者としての人生を支えるものになるだろう、と私は確信しています。

まとめ

- 医療被ばく相談を学ぶと、職場で重宝されたり、人付き合いにおいても役に立ったりとメリットが多い
- 医療被ばく相談は今後もなくなることはなく、医療被ばく相談対応を勉強して得た知識は一生無駄にならない

1·7　放射線カウンセリングと所要時間

ところで、私が所属している日本放射線カウンセリング学会の"放射線カウンセリング"をご存知でしょうか？　おそらくあまり馴染みのない言葉ではないかと思います。

放射線カウンセリングとは、簡潔にまとめると医療被ばく相談にカウンセリング技法を取り入れたものです。どういうことかというと、カウンセラーが強い不安状態にあるクライエントの気持ちに寄り添い、"被ばく"について一緒に考えることで、**クライエントが本来持っている自己回復力を引き出す**、というものです。

カウンセリングでは相談に来られる相談者のことを**クライエント**（client）といいます。カウンセリングにおいて、クライエントは本来カウンセリングを通して、自らの力で問題を解決し、元の健やかな状態を取り戻すことができます。

ただ、医療被ばく相談に関しては専門的な知識がないと助言できませんので、放射線カウンセリングには、放射線とカウンセリング、両方に関する専門的な知識が必要となります。

放射線カウンセリングは実際には図1·1のようなプロセスを経て行われます。

	第1段階	第2段階	第3段階	第4段階
			目標設定	目標達成
		問題把握		
	リレーション作り			
対応者	傾聴（態度・技法）			
	信頼関係の形成	要約質問	情報提供助言	フィードバック
相談者	不安・混乱怒り等	自分の問題に気付く	新たな展望が持てる	問題の解決

図1・1　放射線カウンセリングのプロセス

このように四つの段階を踏んで進めていくのですが、これらの進め方については4・5・1項「放射線カウンセリングと進め方」にて詳しく解説していきます。

　従来の医療被ばく相談では、ほとんどが第3段階の情報提供のみ行われてきました。それに対して放射線カウンセリングは、情報提供の前に、第1段階、第2段階を経るということが最大の特徴となっています。それから、相談業務の最中は、一貫して**“傾聴”**という技法が用いられます。

　さて、この表を見てどのように思われたでしょうか。

　おそらく多くの方が気になられたのは、所要時間ではないかと思います。講演でも、医療被ばく相談に時間がかかることを伝えると、次のような意見をいただくことがあります。

・医療被ばく相談に、そんなに時間をかけていられない

・他の患者さんを待たせるわけにはいかない

・「一人の患者さんにどれだけの時間使ってるんだ」と同僚から冷ややかな目で見られそう

　確かにこれらのこと、気になりますよね。私も同じ診療放射線技師として現場で働いていたので、非常によくわかります（しかも診療放射線技師は特に、検査時間にこだわる人が多いような気がします）。

　本書で提案する医療被ばく相談は、よく話を聴いてじっくり進めていくので、お察しの通り、時間は非常にかかってしまいます。患者さんの話や悩みが複雑だったりすると相談時間はどんどん長くなりますが、そうなると忙しくてどうしてもすぐ対応するのが難しい、という場合も出てきます。

　そういった場合ですが、私が現場にいたときは、検査が空き始める時間まで

1章　医療被ばく説明・医療被ばく相談とは

待っていただくか、後日相談という形をとっていました。本当に悩んでいる方であれば、こちらが提案する時間にも応じてくれるものです。

> **まとめ**
> ● 放射線カウンセリングを用いた医療被ばく相談は時間がかかる
> ● じっくり話を聴く必要がある医療被ばく相談は、急いで済ませようとせず、時間的に余裕を作ってから相談を受けること

1·8　医療被ばく相談を学ぶのに最適な職種とは

ではここで、医療被ばく相談に最適な職種は誰だと思いますか？

放射線検査を依頼する主治医や、放射線科医でしょうか？

あるいは病棟や外来で身近にいる看護師や、検査を受付する事務員でしょうか？

もし、この本を今読んでくださっているあなたが上記の仕事をされている場合、是非このまま医療被ばく相談について勉強していただけたら幸いです。医療被ばく相談をできる方が一人でも増えれば多くの患者さんを救うことができるはずであり、本書はそのお役に立てるような構成にしています。

ただ、看護師や事務員の方であれば、元々放射線に関することを学校で詳しく教わってないことがあり、そうするとそこから勉強する必要があるため、勉強やスキルを習得するモチベーションの維持が難しいかもしれないという懸念があります。

その点、診療放射線技師であれば、放射線被ばくに関する基礎知識をすでに持っているため、他の職種に比べてとっつきやすいというメリットがあります。それ以外にも

・実際に患者さんの被ばくに関わる放射線機器を管理しているため、機器に詳しく、線量についても把握しやすい環境にいる
・検査が実施される前、または検査後に直接話すことができる
・実際に検査を実施して直接被ばくに関わっている

ということから、医療被ばく相談のスキルを習得するには診療放射線技師が一番効率のいい職種ではないかと私は考えています。検査前、あるいは検査後にふと不安になられた患者さんにとって、そのまま検査室にいる身近な診療放射線技師に相談することができたら、そこで不安を取り除いてもらえたら、どんなに心が安らぐでしょうか？

また、1・2節「医療被ばく説明と医療被ばく相談の違い」で述べたように、令和2年の法令改正で医療被ばく説明が必要になりました。もはや、医療被ばく相談が好きか嫌いか、やりたいかやりたくないかの話ではなく、本来全診療放射線技師が取り組むべき業務なのではないか、と私は考えています。

まとめ
- 医療被ばく相談の対応は他職種も対応できる環境が理想ではあるが、診療放射線技師が学ぶほうが効率は良く、本来取り組むべき業務である

1·9　医療被ばく相談の目的とゴール

この章の最後に、今一度考えてみてほしいことがあります。それは、医療被ばく相談の目的は何か、ということです。

患者さんの正確な被ばく線量を伝えることでしょうか？

放射線や被ばくについて正しく理解していただくことでしょうか？

放射線は怖くないと説得して、検査を受けてもらうことでしょうか？

ここまで読んでくださったあなたなら、もうすでにおわかりかと思います。これらはどれも目的ではありませんよね。もちろん、これらは場合によって必要なこともありますが、決して最終目的ではありません。

医療被ばく相談の目的は、**患者さんにとって不安感、恐怖心等の悩みから、患者さん自身が解放されること**にあります。

悩みから解放されるということは、放射線が怖くなくなったり、受けた被ばくが気にならなくなったり、ということだけではありません。放射線のリスクがどの程度なのか、自分で冷静に判断できるようになる、ということです。

どういうことかというと、もちろん理想は

「それくらいのリスクなら、今回受けた被ばくは大丈夫だったんですね」

「それくらいなら、安心して検査を受けられます」

と、医療被ばくに対して前向きになってもらえることですし、原則はこういった返答をもらえることを目標とすべきだと思います。

ですが、自分でリスクを冷静に判断するということは

「リスクがそれくらいあるなら、やっぱり今回は検査を受けたくないです」

「検査を受けなくても、被ばくしないほうが安心ですね」

といった具合に、"医療被ばくを避ける"という判断になってしまうこともありえます。それでも、患者さんは悩みから解放されるということになるので、極端な話、医療被ばく相談の目的は達成した、ということになります。

ただ、そのように放射線検査を回避する結果になってしまった場合、「それで必要な検査を受けないことになったら、それは患者さんのためにならないのではないか」と思われる方もおられるかと思います。もちろんそれも考え方の一つですし、間違っているとは思いません。私自身、そのような考え方についても理解できるので、何が正解なのかわからずに悩んだ時期もあります。

このように、医療被ばく相談の結果が放射線検査を受けないことになってもよし、とするのは賛否両論あるかと思います。

しかし、今一度考えていただきたいのは、「患者さんは何を望んで相談に来られたのか」ということです。患者さんは自分が今抱えている悩み・不安を解消してもらいたいから、相談しに来られているのですよね。なのに、その不安を緩和せず、リスクを受け入れられないまま検査を無理に受けさせてしまうと、かえって患者さんの体調を崩してしまう可能性があるのです。

ある薬が効くと信じていると、効果がない偽薬でも効果が出ることがあります。これをプラセボ効果（偽薬効果）といいますが、これと反対にマイナスの影響（副作用等）が出ると思い込んでいるものを取り入れると、めったにない有害な作用が現れてしまうことがあります。これをノセボ効果（反偽薬効果）といいます。ノセボ効果についての科学的根拠はまだ十分とはいえないものの、徐々にその効果は近年の研究によって明らかになってきています。

つまり、無理やり説得して検査を受けてもらっても、ノセボ効果によって健康被害を引き起こしてしまうようなことがあっては、元も子もありません。人が思

い込みによって引き起こす効果は予想以上に強く、侮れないのです。

また、人は説得しようとすればするほど反発が生まれます（4・4・2項「心理的リアクタンス」参照）。

これらのことから、**被ばくが怖くて検査を受けたくないという方を、無理やり説得して検査を受けさせることは得策ではない**、と私は考えています。患者さんの心を無理に変えようとするとトラブルの原因にもなりますし、**患者さんが不安や悩みから解放されて心からの平穏を取り戻すことが何よりも重要で、最優先されるべき目的**だからです。

医療被ばく相談の主役は私たち医療従事者ではなく、あくまで患者さんです。その主役が何を望んでいるのか、主役にとって、自分はどんなふうに役に立てたら名脇役になれるのか、そういうことを考えると、おのずと答えは見えてきます。

そして、医療被ばく相談の目的が無事に達成されたら、その先のゴールには何があると思いますか？

医療被ばく相談は結果が見えづらく、おそらく多くの人は、ちゃんと対応できたかどうかの実感がないまま終了していると思います。

しかし、そんな医療被ばく相談も、無事にゴールできたか、つまり医療被ばく相談の目的が達成されたかどうかを判別する方法があります。それは、**患者さんにスッキリした表情で「ありがとうございました」と言ってもらえたかどうか**、です。これこそが、医療被ばく相談が上手くいったか否かの結果を見る、唯一の方法ではないかと考えています。

もし対面でなく、相談対応が電子メールや電話相談だった場合でも、その患者さんの表情は見えないものの、メールの文面や、電話の声色からでもそのスッキリした印象は伝わってくると思いますので、そこで判断してみていただけたらと思います。

医療被ばく相談は、人と人との相談対応であるため、定量的に判断できる結果がデータとして観測されることは難しいです。そのため、ここでも定量的な判断材料を示すことができずに申し訳ありませんが、ただこのスッキリした表情やニュアンスというのは、実際に対応してもらえれば、かなり有力な判断材料であることを実感してもらえると思っています。

医療被ばく相談を受けた際、あなたは何と答えていますか？

あなたの対応に、患者さんは本当に満足しているでしょうか？

1章　医療被ばく説明・医療被ばく相談とは

　患者さんが心から安心していただくために、医療被ばく相談のあり方について見つめ直していただけたら幸いです。

まとめ

- 医療被ばく相談の目的：患者さんにとって不安感、恐怖心等の悩みから、患者さん自身が解放されること
- 医療被ばく相談のゴール：患者さんにスッキリした様子で「ありがとうございました」と返してもらえること

参考文献

・日本放射線カウンセリング学会『放射線カウンセリング・ステップ ONE』日本放射線技師会出版会、2005
・厚生労働省「医療従事者と患者との間の情報の共有に関する基本方針」『医療放射線の安全管理のための指針（案）について』、厚生労働省 HP
・医療法施行規則の一部を改正する省令（平成 31 年厚生労働省令第 21 号）平成 31 年 3 月 11 日公布
・島ノ江 千里「ノセボ効果：実験的研究のレビュー」『行動医学研究 27 巻 1 号』2023

2章
医療被ばく説明・相談に必要な放射線の基礎知識

　医療被ばく説明や、医療被ばく相談をするにしても、まずは放射線の知識がないと始まりません。

　本章では、放射線被ばくに関する基礎知識といえるものから、100 mSv 未満の低線量域における影響の考え方や、それが与える誤解について述べています。特に前半は、放射線の専門家であればすでにご存知のことも多いかとは思いますが、患者さんに説明するときに理解してもらいやすいような記述にしています。わかりやすさを優先しているため、かみ砕いた内容を意識するがゆえに、厳密さを多少犠牲にした記述もありますので、より詳しく勉強されたいという方は各分野の専門書をご活用いただければと思います。

　ここでは、医療被ばく相談において知っておくべき知識を簡単に復習でき、患者さんに説明しやすく、また、医療被ばく相談を難しくしてしまっている根幹である低線量域について、特に詳しく知っていただく、ということを意識して解説していきます。

　患者さんにとって、医療被ばくについて理解できるような説明を受けられないのであれば、専門家に相談した意味がない、ということにもなりかねません。

　本章の知識は医療被ばく説明および医療被ばく相談をする上では欠かせないものであり、頭に入れておくべき重要な知識だといえます。

2・1　放射線と被ばくの影響

　放射線の影響を説明するときには、放射線の基礎知識が必要になります。

2章　医療被ばく説明・相談に必要な放射線の基礎知識

ここでは、放射線の特徴と、放射能、被ばく、自然放射線について、患者さんへの説明に使っていただけるような言い回しで述べていきます。

● **放射線**

放射線は、電離放射線と非電離放射線がありますが、一般的に放射線というと電離放射線のことを指し、原子の中から電子を弾き飛ばす電離作用を起こします。

放射線にはX線以外にも、α線、β線、γ線、中性子線等、様々な種類がありますが、病院で行われる放射線検査で用いられ、医療被ばくの原因となる放射線は主にX線とγ線なので、ここではX線とγ線に絞って説明します。

X線とγ線との違いは、発生するのが原子核の外か、原子核の中かだけの違いであり、その性質は同じです。

一般撮影検査やCT検査、透視検査等で用いるのは、原子核の外から発生するX線であり、原子核の中から発生するγ線は核医学検査や一部の放射線治療で用います。

検査でX線を用いるとき、X線を人体に照射します。

X線は体に当たると、人体を透過するものと、吸収されるものがあります。

X線は物質を構成する元素の原子番号が小さいとX線吸収は小さく、原子番号が大きいとX線吸収は大きくなります。

原子番号の違いによって、臓器や組織、病気等によってすり抜けやすいもの、吸収されやすいものと差があるのですが、放射線検査はこのX線の体のすり抜け具合の差を利用することで、体内を画像化して写真を作り出しています。

放射線検査では、**その画像化したい部分、検査したい部位にのみX線を照射しています**。X線の性質は光に似ていて、懐中電灯の電源を入れると、照らす先には一瞬で光が届くように、放射線も光と同じ速さで飛んでいきます。ただし、懐中電灯の光は人体に当たっても無害であることに対して、放射線は物質に当たると電離等の相互作用を起こしながら物質内を直進します。そして、懐中電灯のように、一般撮影やCT等のX線発生装置は、撮影時にはX線を照射しますが、使用していない間にはX線は出ないようになっています。

つまり、検査をしていない間や検査終了直後でも、**検査室内に放射線が充満したり、装置から漏れるということはありません**。

ただし、X線が照射されたときは、検査を受けている患者さんの体に当たったX線が跳ね返ってくるということがあります。これは散乱線と呼ばれるものであ

26

り、検査を受ける患者さんと同じ部屋にいて介助をしたり、透視検査や血管造影検査等で、術者に直接X線を当てなくても、プロテクター等の防護衣を着用するのはこのためです。

● **放射能**

放射能というと、マスコミ等では放射線を出す物質のように扱われることが多い言葉ですが、正確にはそれは放射性物質（または放射性同位元素、ラジオアイソトープ等）のことであり、学術的には、放射能は放射性物質が放射線を出す能力のことをいいます。

たとえば、懐中電灯には光量を調整できるものもありますが、その光を放射線だとすると、一番明るくした状態が放射能は高く、暗いときは放射能が低いということになります。

● **放射線の被ばくと体への影響**

"被ばくする"とは、人体が放射線にさらされることをいいます。被ばくすることにより、放射線が体に当たって電離等の相互作用を起こし、細胞内に活性酸素が形成されると、DNAの一部を傷つけることがあります。DNAを傷つけても、細胞にはDNA損傷を修復する機能があり、1秒後には修復が始まります。

このとき、完全に修復されるものと、一部不完全に修復されるもの、修復されずに細胞死するものがあります。修復に失敗した場合には、1時間〜1日の間に細胞死や突然変異が起こります。少しの細胞が死んでしまっても他の細胞が補えばよいので、細胞死する数が少なければ問題ありませんが、細胞死の数が多いと組織が機能しなくなり、**組織反応（確定的影響）** の原因になってしまいます。

また、細胞が一部不完全に修復されたまま生き長らえた場合には、突然変異を起こし、がんや遺伝性影響等の**確率的影響**の原因となることもあります（図2・1）。

このように、細胞レベルでの反応が生じてから個体レベルで臨床症状が出るまでにはしばらく時間がかかります。症状が出るまでの期間を潜伏期間といい、被ばくを受けてから影響が出るまでに時間がかかるのはこのためです。

また、**DNAを傷つけるのは放射線だけではありません。**

食物の中の発がん物質、たばこ、環境中の化学物質、活性酸素等もDNAを傷つける原因となり、1日1細胞当たり、1万から100万箇所の頻度でDNAは損傷を受けていると言われています。

2章 医療被ばく説明・相談に必要な放射線の基礎知識

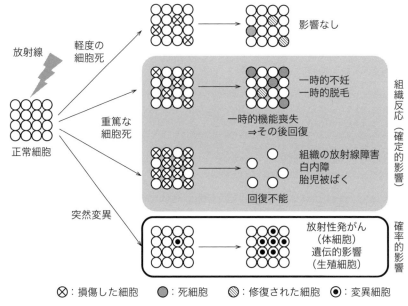

図2・1 細胞への放射線の影響

• **自然放射線**

　相談に来られる方のなかには、"被ばくする"というと特別なことのように思われている方もおられますが、日常生活においても私たちは知らないうちに被ばくをしています。

　大地から受ける自然放射線による外部被ばくや、食物や空気中のラドン等、自然由来の放射性物質から受ける内部被ばくもあります。多くの食物にはもともと放射性物質が含まれているため、体内にも常に放射性物質は存在しています。

　合計すると年間で世界平均では実効線量で2.4 mSv、日本平均では2.1 mSvになります。世界のなかには日本よりも何倍も多い自然放射線を受けている国で、先祖代々暮らしているところもあります（図2・2）。しかし、中国やインドにおける疫学調査等から、これまでのところ、これらの地域では、**がんの死亡率や発症率の顕著な増加は報告されていません**。

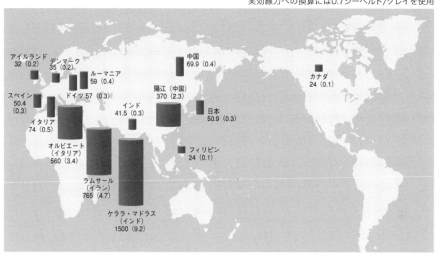

出典：国連科学委員会（UNSCEAR）2008年報告書、（公財）原子力安全研究会「生活環境放射線」（国民線量の算定）第3版」(2020年) より作成

図2・2　世界の自然放射線（環境省HPより）

> **まとめ**
> - 放射線は必要な部分にしか照射されず、検査室に放射線が漏れたり、充満することはない
> - 被ばくするとDNAを傷つけることがあり、DNAの修復に失敗すると障害の原因となる場合もあるが、DNAを傷つける原因は放射線だけではない
> - 日常生活においても被ばくしているが、日本より自然放射線が多い国においても健康影響は認められていない

2・2　放射線防護に用いる線量

　医療被ばく相談に携わるにあたって、放射線防護に用いる線量について理解しておくことは、患者さんへ誤った線量を伝えないためにも非常に重要です。

　放射線防護に用いる線量は、**物理量**、**防護量**、**実用量**の三つに分けられます。

2章　医療被ばく説明・相談に必要な放射線の基礎知識

　物理量とは、放射線と物質との相互作用等の物理現象について直接測定可能な量のことです。たとえば、吸収線量、照射線量、放射能等が該当します。線量においては、この物理量が基準となり防護量や実用量が計算されます。

　防護量とは、人に対する放射線防護の目的のみに用いられる線量のことであり、実効線量と等価線量になります。これらの量は ICRP（国際放射線防護委員会）によって定義されているもので、実際に計測することができない量です。実際に計測することはできないものの、放射線防護の関係法令では、たとえば職業被ばくでは実効線量や等価線量を規制しています。

　放射線管理を行う上で定量可能なものが必要となります。そこで、放射線管理の実務のために実用量が導入されています。実用量とは、線量計等の測定器によって得られるもので、防護量を適切に推定評価するためのものです。安全に評価できるように、実用量は防護量より少し大きな数値が出るよう定義されています。

2·2·1　物理量

　物理量とは、物理的な手段で計測して求めることができる量のことをいいます。

● **吸収線量：Gy（グレイ）**

　ある任意の物質中の単位質量当たりに放射線により付与されたエネルギーの平均値のことです。吸収線量はいかなる放射線に対しても適応されます。

　単位は J/kg で、特別名称は Gy（グレイ）を用います。

● **照射線量：C/kg**

　単位質量当たりの空気中で、光子によって発生したすべての電子が完全に止まるまでに生じたイオン対の総電荷量のことで、一般撮影の線量測定で電離箱線量計から得られる値です。

● **放射能：Bq（ベクレル）**

　放射能は放射線を出す能力であり、放射性核種が 1 秒間に壊変（＝崩壊）する原子核の数を表します。

2·2·2　防護量

　防護量とは、直接測定することはできませんが、放射線の照射条件等により計算にて求めることが可能な量です。

2·2 放射線防護に用いる線量

- **等価線量：Sv（シーベルト）**

　同じ吸収線量でも、放射線の種類によって人の臓器や組織が受けた影響は異なるため、γ線による影響の程度を基準として表現したものです。

　吸収線量に**放射線加重係数**（表2·1）をかけることにより求められます。

表2·1　放射線加重係数

放射線の種類	放射線加重係数
X線、γ線、β線	1
陽子線	2
α線、重イオン	20
中性子線	2.5～21

- **実効線量：Sv（シーベルト）**

　等価線量に対して臓器や組織ごとの感受性の違いによる重み付けをして合計することで、全身への影響を表したものです。

　等価線量に**組織加重係数**（表2·2）をかけることで算出します。

表2·2　組織加重係数

組　　織	組織加重係数
骨髄（赤色）、結腸、肺、胃、乳房	0.12
生殖腺	0.08
膀胱、食道、肝臓、甲状腺	0.04
骨表面、脳、唾液腺、皮膚	0.01
残りの組織の合計	0.12

2·2·3　実用量

　実用量は、実際には測定できない実効線量を推定するためのもので、**周辺線量当量、方向性線量当量、個人線量当量**があります。

　周辺線量当量は、ある場所の放射線の強さを測るためのもので、「この場所の放射線レベルはどれくらい？」という質問に答えるために使われます。

　方向性線量当量は、放射線が特定の方向から来る場合の線量を評価する指標で、β線やX線による目の水晶体等の被ばく等、深さや入射方向についても評価

2章　医療被ばく説明・相談に必要な放射線の基礎知識

する必要がある場合に用いられます。

　個人線量当量は、個人が受けた放射線を評価するための指標で、個人線量計を用いて測定されます。

　周辺線量当量は電離箱等の方向性の影響が少ない測定機器が使われますが、個人線量当量は個人線量計等の測定器を身につけた状態で測定します。

　個人線量当量の特性としては、測定器を体に身につけて測定するため、均等な方向からの被ばくでは、常に自己遮蔽効果が働いた状態で評価されます。たとえば、個人線量計を胸につけた状態で、体の正面と背中側から同じ線量を受けた場合、背中側から入った線量は体を通過して個人線量計に到達するため、正面よりも線量は少なくなります。

　よって、常に正面からだけの被ばくにおいては、周辺線量当量と個人線量当量は一致しますが、周囲均等な方向からの被ばくにおいては、個人線量当量はサーベイメータ等の値である周辺線量当量よりも小さい値になるという特徴があります。

2·3　放射線による人体への影響

2·3·1　組織反応（確定的影響）

　組織反応（確定的影響）とは、**ある被ばく線量までは放射線障害が出現せず、ある線量（しきい値）を超えると影響が出る**というものです。

　また、線量が増えるにしたがって、障害の程度も重篤になります。

　ここで注意していただきたいのは、しきい値とは、それを超えたからといって必ず影響が出るわけではなく、**被ばくを受けた集団の1％の人に障害が出現する線量**になります（図2·3）。組織反応の種類としきい値を表2·3に示します。

　白内障のしきい値は、ICRPの2007年勧告では混濁および視覚障害のしきい値が8 Gyとされてきましたが、ICRPは2011年にそのしきい値を0.5 Gyと大幅に引き下げました。

　そして、職業被ばくに関する眼の水晶体等価線量限度について、ICRPは「定められた5年間の平均で20 mSv/年、かついずれの1年においても50 mSvを超

2・3 放射線による人体への影響

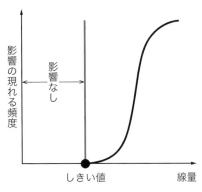

図2・3 組織反応（確定的影響）

表2・3 組織反応のしきい値（環境省「放射線による健康影響等に関する統一的な基礎資料（令和5年度版）」第3章 放射線による健康影響）

障　害	臓器・組織	潜伏期	しきい値（mGy）
一時的不妊	精巣	3〜9週	約100
永久不妊（男性）	精巣	3週	約6 000
永久不妊（女性）	卵巣	1週以内	約3 000
造血能低下	骨髄	3〜7日	約500
皮膚発赤	皮膚（広い範囲）	1〜4週	3 000〜6 000以下
皮膚熱傷	皮膚（広い範囲）	2〜3週	5 000〜10 000以下
一時的脱毛	皮膚	2〜3週	約4 000
白内障	眼	20年以上	約500

出典：国際放射線防護委員会（ICRP）2007年勧告、
国際放射線防護委員会報告書118（2012年）より作成

えない」ということを勧告しました。

このようなICRPの勧告を受け、我が国でも検討会が発足して検討が重ねられ、令和3年4月1日から法令改正により、水晶体に受ける等価線量が、5年間につき100 mSvおよび1年間につき50 mSvを超えないように、ということになりました。

● 組織反応（確定的影響）の評価

各種シミュレーションソフトを使用し、対象となる組織・臓器の吸収線量を求めます。その後、求めた吸収線量としきい値を比較、評価します。

皮膚線量の評価は、一般撮影は入射表面線量、血管造影や透視検査は装置が示す空気カーマ（AK 値）から入射皮膚線量を算出し、評価することも可能です。ただし、医療に用いる放射線で組織反応が問題となるのは、一部の血管造影検査と治療を目的とした IVR、放射線治療です。通常の X 線検査や CT 検査、透視検査等では、しきい値を超えることはほとんどありません。

2·3·2　確率的影響

確率的影響とは、被ばく線量の増加とともに影響の発生確率が増加する影響です。被ばく線量に比例して発生確率は増加しますが、出現した障害の重篤度は線量に関係しません。

確率的影響には、発がん、遺伝的影響（被ばく者の子孫に影響が出るとされるもの）があります。

遺伝的影響は、動物実験等では高線量のデータでは確認されており、人体においても起こり得るとして管理しなければならないというのが ICRP の見解ですが、ヒトにおいては今のところ原爆被爆者の調査においても遺伝的影響は確認されていません。

発がんについては、100 mSv 以上の被ばくで線量と致死性のがんの発生確率は比例関係となっていますが、100 mSv 未満の低線量域では線量と発がんの関係性は不明であり、有意な増加があるのかどうかわからない、というのが現在の解釈となっています。わからないものの、ICRP では影響はあると仮定して、放射線防護の基準を定めています（図 2·4）。

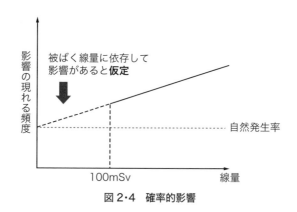

図 2·4　確率的影響

● 確率的影響の評価

ICRP2007 年勧告では、「被ばくした個人のがんの誘発確率を評価するためには、実効線量ではなく、臓器又は組織の吸収線量が必要である」と明記されています。しかしながら、医療被ばくの多くは 100 mSv 未満の低線量被ばくであり、発がんのリスクが明確になっていない低線量域において発がんの確率を計算することは、計算結果に多くの不確実性をはらんでいます。

このように、確率的影響は組織反応のような明確な評価法がなく、吸収線量や等価線量、実効線量を用いて評価する等、医療被ばく相談に対応する診療放射線技師によって異なっているのが現状です。

そのため、医療被ばく相談においても、確率的影響の説明をするのにどの線量を用いるかということについては様々な考え方がありますが、本書での考え方は 6.5 節「確率的影響の説明で被ばく線量を伝える場合の注意点」で述べていますので、参照ください。

2·4　100 mSv 未満の低線量域が引き起こす誤解と考え方

先ほど説明した確率的影響こそが、医療被ばく相談を難しくする原因となっています。というのも

　「少しも被ばくしたくないんです」

　「ちょっとでも被ばくするとがんになるんですよね？」

このような質問って本当に多いですよね。医療現場で働かれている方、医療被ばく相談を受けたことがある方なら、一度はこのようなフレーズを聞かれた経験があるのではないでしょうか。実はこれは、ほとんど確率的影響、正確には"低線量域における確率的影響の不明確さ"が引き起こしている不安であるといっていいと思います。

では、なぜこのように"少しの被ばくでも危険"という噂が出回っているのか、ということについて紐解いていきましょう。

2·4·1 "少しの被ばくでも危険"という噂は どこから来たのか

まず、一般的な噂や流言、つまりデマの成り立ちについて少し解説します。

流言は人々にとっての問題の重要性と、状況の曖昧さの積に比例して流布する

これは G.W. オールポートと L. ポストマンが共著『The Psychology of Rumor (流言の心理学)』において提唱している法則で、以下の有名な公式

$$R \sim i \times a$$

R：rumor（流言）、i：importance（重要度）、a：ambiguity（曖昧さ）

を提唱しています。

ここで、流言とは噂のことですが、つまり、**人々にとってある問題が重要であるほど、また、それが曖昧であるほど噂が大きくなる**、ということになります。

たとえば「少しの被ばくでも不妊になるんですよね？」と問われたら、放射線の専門家であれば「そんなことはありません」と断言できます。なぜなら、放射線被ばくによる不妊は組織反応（確定的影響）と呼ばれるものであり、被ばく線量がしきい値を超えないと影響が出ないことは科学的に明確になっているからです。

つまり、先ほどの公式に当てはめると、"放射線の影響で不妊になる"ということは人々にとって重要な問題ではあるものの、一定以下の少ない線量では起こらない、ということは明確です。明確であるということは、そこに曖昧さは生じないため「少し被ばくしただけで不妊になる」ということは、噂になりにくいといえます。

しかし、"がん"であればどうでしょうか。今や日本人の約二人に一人ががんに罹患し、一度がんになれば完治するまで何年も経過を見なければならなかったり、がんによって死亡する確率も決して低いとはいえません。そのため、がんは日本人にとって極めて重要度、関心度の高い病気であるといえます。

そして、放射線による発がんは線量に比例して発生確率の上がる確率的影響であり、100 mSv 以上であれば有意に発がん率は増加すると言われています。さらに、100 mSv 未満の線量での発がんの影響は明確になっていないため、そこに曖昧さが発生します。

この重要性と曖昧さがともに大きすぎて、「少しの被ばくでもがんになる」という噂は駆け巡りやすくなってしまっています。さらに、これが伝言ゲームになると、発がんという情報がそのうち欠落して、「（具体的にどんな影響が出るのかは）よく知らないけど、少ない放射線でも体に悪い」と思う人も現れると考えられます。

なので、もしこのように「少しの被ばくでも危険ですよね？」という質問を受けたら、思い出してほしいことが二つあります。それは

・患者さんにとって、被ばくによる発がん等の影響が出てしまうか否かは、非常に重要なポイントであること
・噂が大きすぎて噂の域を逸してしまい、少しの被ばくでも危険なことは当たり前であると常識のように思い込んでいるかもしれないこと

ということです。

もしこういった背景を知らず、このような方にいきなり「問題ありません」や「大丈夫です」と結論を出したり、「その情報は間違っています」等と異なる意見を押し付けたりしてしまうとどうなるでしょうか。相手を否定してしまうことになり、反感を買ってしまうことになりかねません。

人は誰でも自分の悩みを軽視されたり、考えや常識だと思っていたことを否定されたり、気持ちに応答してもらえないと反発します。これでは、患者さんの心を開いてもらうことはできません。

患者さんの話をよく聴き、その悩み、不安を絶対に軽視してはいけません。

医療被ばく相談を受ける大前提として、**まずは心情を察し、寄り添うことが重要**だという理由はそこにあります。それに加えて、この噂を抑えるために、私たちが専門家としてできることがあります。それは、"曖昧さを限りなく小さくする"ことです。

がんに対する日本人の重要度・関心度を下げることは、残念ながら私たちではできません。しかし、私たちは専門家として、その"曖昧さ"にアプローチすることはできます。"曖昧さ"を少しでも小さくすることができれば、理論上、噂を抑制することができるのです。

では、その"曖昧さ"を少なくするには具体的にどうしたらよいかというと、まず"低線量域における放射線の影響の程度"について、私たちが正しく理解することが必要です。

2章 医療被ばく説明・相談に必要な放射線の基礎知識

> **まとめ**
> ● 人々にとって重要で、曖昧な問題であるほど噂が大きくなる
> ● 患者さんの話をよく聞き、いきなり反対するのではなく、心情を察して寄り添う

2·4·2 低線量域における放射線影響のリスク

では、低線量域である 100 mSv 未満の被ばくのリスクについて考えてみましょう。

リスク（risk）とは危険、危険性と訳すことができます。そして、リスクの対義語としてベネフィット（benefit）があり、こちらは利益、便益と訳されます。

放射線検査は通常、リスクがベネフィットを上回ったときのみ実施されます。

遺伝的影響においては、動物実験等では実証されているものの、ヒトにおいては広島・長崎の原爆被爆者のデータでも確認されていません。

では、発がんの影響はどうであるかというと、原爆被爆者のデータを基に、低線量率被ばくによるリスクを推定した値として、大人も子供も含めた集団では、100 mSv の被ばくで 0.5％がん死亡の確率が増加し、それ以上は比例関係でがんの発生率が上がると考えられています。そのため、ICRP は 2007 年勧告において、「100 mSv を超えそうな場合はいかなる場合も放射線防護を介入させる必要がある」と述べています。

ただし、この「いかなる場合」に医療被ばくは含まれません。医療被ばくを制限してしまうと、必要なときに必要な検査および治療ができなくなってしまうからです。

それでは、100 mSv 未満の低線量の場合はどうなのかというと、"リスクがどの程度なのかよくわからない"というのが現状です。

この領域については、各国において現在でも様々な研究がなされているものの、今のところ低線量域における発がんの影響を実証することはできていません。なぜなら、その影響はあまりに小さすぎて、日常の発がんリスクに紛れてしまうためです（図2·5）。

たとえば、喫煙、食生活、肥満等の生活習慣因子による発がんリスクは高く、

2・4 100 mSv 未満の低線量域が引き起こす誤解と考え方

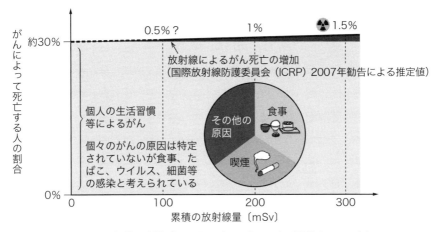

図 2・5 低線量率被ばくによるがん死亡リスク（環境省 HP より）

表 2・4 放射線と生活習慣によってがんになるリスク

放射線の線量 （mSv/短時間 1 回）	がんの相対リスク （倍）	生活習慣因子
1 000～2 000	1.8	
	1.6	喫煙者
	1.6	大量飲酒（毎日 3 合以上）
500～1 000	1.4	
	1.4	大量飲酒（毎日 2 合以上）
200～500	1.19	
	1.29	やせ（BMI＜19）
	1.22	肥満（BMI≧30）
	1.15～1.19	運動不足
	1.11～1.15	高塩分食品
100～200	1.08	
	1.06	野菜不足
	1.02～1.03	受動喫煙（非喫煙女性）
100 以下	検出不可能	

放射線の被ばくに置き換えると 100 mSv を超える被ばくと同等のリスクとなってしまいます（表 2・4）。

では、低線量域ではリスクがどの程度か「わからない」はずなのに、なぜ「危険」だと思われているのでしょうか。実はその理由こそが、少ない被ばくでもリ

スクがあるという誤解の最大の原因なのです。

> **まとめ**
> - 低線量域である 100 mSv 未満の被ばくでは、その影響はあまりに小さすぎて、日常の発がんリスクに紛れてしまうため、どの程度なのかよくわかっていないのが現状

2・4・3 しきい値なし直線モデル（LNT モデル）と誤解

　低線量域における発がんのリスクはわからないのですが、わからなくても影響がないと言い切れない以上、無視することはできません。

　先ほども述べた通り、この低線量域における放射線の影響については様々な研究がなされており、今現在も様々な仮説が立てられ、議論されています。

　仮説の一例を図 2・6 に示します。解説しますと

① ある一定の線量までは影響は現れない、つまり組織反応（確定的影響）のようにしきい値があるという説
② 低線量ではむしろリスクは高くなるとする説（ホットパーティクル仮説）
③ リスクは若干低くなるものの、ある程度のリスクはあるとする説
④ ある程度低い線量では、むしろがんのリスクを減らすとする説（ホルミシス効果）

というような説です。

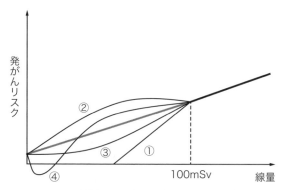

図 2・6　低線量域の様々な仮説と LNT モデル

2・4　100 mSv 未満の低線量域が引き起こす誤解と考え方

しかし、このように諸説あるなかで、ICRP は 2007 年勧告において、低線量域でも少なからずリスクがあることは数々の研究データが示しているものの、上記いずれの研究においても科学的根拠は不十分であるとしています。そして、安全管理の視点から、たとえ少ない線量でも影響があり、被ばく線量と比例関係でリスクは上がっていくという説を支持しています。それが**しきい値なし直線モデル**（以下、**LNT モデル**）と呼ばれるものです。

ここで重要なのは、この LNT モデルは現実の発がん数を現したものではなく、あくまで**安全管理のための仮定**であるということです。

ICRP も LNT モデルの不確実性を認識しており、これを用いて「実際の症例数やリスクを算出してはならない」と 2007 年勧告において明記しています。

つまり、**"少しの被ばくでも発がんする"** のではなく **"少しの被ばくでも影響があると仮定して管理している"** というのが正しいのです。

放射線防護・管理の立場からすれば、低線量被ばくの影響は小さく、そのリスクは不明ではあるものの、被ばくによって生じるリスクの存在は否定できません。そのため、ICRP は「どんなに小さくてもある有限のリスクを仮定し、容認できると考えられることに基づいて防護レベルを確立しなければならない」としています。具体的な例をいくつか挙げると

・放射線検査が実施されるときは、被ばくのリスクを上回る便益があると判断されたときのみ（行為の正当化）
・必要以上に線量を出して放射線検査をしてはならない（防護の最適化）
・扱うのが少ない線量だとしてもプロテクター着用等による防護の義務があり、作業者には線量限度を設けて線量計等で管理されている（線量限度の適用）
ということです。

しかしながら、このような LNT モデルに基づいた厳重な放射線管理・防護の体制のために、LNT モデルがあたかも実際の放射線による発がんの影響を示したものである、という誤解を世間に生んでしまうことになりました。それが少ない線量でも影響があるという噂の元になってしまっているのです。

まとめ

● LNT モデルは現実の発がん数を現したものではなく、あくまで**安全管理のための仮定**である

2 章　医療被ばく説明・相談に必要な放射線の基礎知識

- LNT モデルに基づいた厳重な放射線管理・防護の体制のために、LNT モデルがあたかも実際の放射線による発がんの影響を示したものである、という誤解が生まれた

2・4・4　ランセットに掲載された論文の問題点

　LNT モデルの誤解により、少ない線量でも影響があるという噂が出たと述べましたが、その噂を世の中に広めた代表的な例を紹介します。

　平成 16 年 2 月 10 日、「がん 3.2 ％　診断被ばく原因」という記事が読売新聞 1 面トップで掲載されました。

　これは、世界的に評価を得ている医学雑誌であるランセットに掲載された論文「Amy Berrington de Gonzalez and Sarah Darby, Risk of cancer from diagnostic X-rays: estimates for the UK and 14 other countries. Lancet, 363, 345-351, 2004.」を基にして書かれた記事であり、記事の内容を要約すると、「日本人のがん患者の 3.2 ％は CT 等の放射線検査によって誘発されたがんである」といったものです。

　この論文はランセットに掲載された論文ということで、放射線検査を快く思っていない人たちの“格好の科学的根拠（エビデンス）”となってしまいました。これが非常に厄介で、そういう人達の主張や書籍には、今でもかなりの確率でこの論文、新聞記事が紹介され続けています。

　ちなみに、放射線検査を快く思っていない人たちというのは、「放射線検査でがんになる」とか、「放射線検査は寿命を縮める」等という主張をしている人たちです。驚くべきことに、このようなデマまがいの主張はインターネットで簡単に見つけることができます。

　ですが、このランセット論文には問題点があります。それを知っておかなければ、この論文や主張を信じてしまった患者さんの気持ちを理解することもできませんし、患者さんの誤解を解くこともできません。なので、今まで何となく聞いたことがあるという方にも、この矛盾点・問題点について改めて知っておいていただきたいと思っています。

　まず、この論文のデータはどのようにして算出されたかというと、日本における CT 装置の保有台数から被ばく線量を推定し、LNT モデルから算出されたリス

ク係数を用いて症例数を計算し、それを全体のがん患者数で除して計算されています。

　しかし前述した通り、ICRP はあくまで LNT モデルは"放射線防護のための仮定"であり、実際の影響として確認されたものではないために、これを用いて実際の症例数を計算してはならないと警告しています。にも関わらず、同論文では実際に発がんした症例数として計算を行っているのです。さらに、同論文と同号のランセットには反論論説も併載されていたのですが、その論説については触れず、記者にとって都合のよい部分だけを記事にして掲載されてしまいました。

　しかも、この論文と記事では CT 検査による恩恵はまったく無視されていました。同論文でわかることは、日本は CT 装置の保有台数が世界で群を抜いて多く、国民一人当たりの被ばく線量が多いということですが、それは言い換えれば、日本人は必要なときに身近に CT 検査を受けることができる環境にあるということです。

　これによって検診や病気の診断が行いやすく、考えようによっては、それが世界一の長寿国という結果に寄与している可能性すらあるのに、デメリットとしてしか捉えられていないのです。

　このように、この論文や記事は多くの問題点をはらんでいます。ですが、これを基にした主張があまりに有名になってしまった以上、私たち専門家はこの説に反論できる知識を持っておいたほうがいいと思われます。

　ただ、もちろん詳細に覚えておかなくても大丈夫です。

　このランセット論文や、それを基にした主張を信じている方からの医療被ばく相談の際には、この本のことを思い出してもらって、またこのページを開いていただけたらと思います。

まとめ

- 「日本人のがん患者の 3.2 ％は放射線検査が原因」という主旨の論文や記事が発表され、放射線検査に対して否定的な人たちのエビデンスとなった
- この主張は LNT モデルを実際の影響として算出したものであること、また、CT 検査の恩恵を無視しているといった問題点があり、不確実性をはらんでいる

2章　医療被ばく説明・相談に必要な放射線の基礎知識

参考文献

- 環境省「DNA の損傷と修復」『放射線による健康影響等に関する統一的な基礎資料（令和 5 年度版）』、環境省 HP
- 環境省「大地の放射線（世界）」『放射線による健康影響等に関する統一的な基礎資料（令和 5 年度版）』、環境省 HP
- 国際放射線防護委員会『ICRP Publication 103　国際放射線防護委員会の 2007 年勧告』日本アイソトープ協会、2007
- 国際放射線防護委員会『ICRP Publication 118　組織反応に関する ICRP 声明／正常な組織・臓器における放射線の早期影響と晩発影響—放射線防護の視点から見た組織反応のしきい線量—』日本アイソトープ協会、2017
- 厚生労働省『【令和 3 年 4 月 1 日施行】改正電離放射線障害防止規則及び関連事業について』、厚生労働省 HP
- 放射線影響研究所『原爆被爆者の子供における放射線の遺伝的影響』、放射線影響研究所 HP
- Allport, G. W. & Postman, L.『The Psychology of Rumor』Russell&Russell, 1947
- 環境省「低線量率被ばくによるがん死亡リスク」『放射線による健康影響等に関する統一的な基礎資料（令和 5 年度版）』、環境省 HP
- 国立がん研究センター『「わかりやすい放射線とがんのリスク」2014 年 7 月改訂版』、国立がん研究センターHP
- 環境省『発がんリスクを比べてみよう』放射性物質汚染廃棄物処理情報サイト
- 宮城県診療放射線技師会『放射線被ばく相談の基礎』宮城県診療放射線技師会、2015
- 『がん 3.2 ％　診断被ばく原因』読売新聞
- 日本放射線技術学会『昨今の雑誌の医療被ばくに関する記事等に対する見解（会員の皆様へ）』、日本放射線技術学会 HP

3章

医療被ばく説明

　医療被ばく説明は、以前よりその重要性や必要性については各学会や団体から認知されていました。しかし、2020年の医療法施行規則の改正に伴って、放射線診療を受けることになる患者さんに対して、実施すべき説明内容や対応方法を適切に定める必要が生じました。

　ここでは、現在どのような医療被ばく説明が求められているのか、医療被ばく説明を誰がどのように実施していくのか、ということについてガイドラインを参考にしながら解説します。

　また、医療被ばく説明だけでなく、状況によっては医療被ばく相談が有効なケースもあり、どのようなケースで必要となってくるのか、医療被ばく説明と医療被ばく相談の使い分けについて解説し、実際の説明体制の運用について提示します。

3・1 法令改正に伴う 医療被ばく説明の位置付け

　2019年3月11日、医療法施行規則の一部を改正する省令（平成31年厚生労働省令第21号1）が交付され、「診療用放射線に係る安全管理体制に関する規定」が2020年4月1日に施行されました。

　これによって、医療被ばく説明の実施を求められることとなりましたが、ここでは、この改正がどのようなものであったか、この改正によって求められている医療被ばく説明はどのようなものであったのかを紐解いていきます。

　医療被ばくに関する適正な管理は、患者の安全を確保するために重要です。

3章　医療被ばく説明

　日本の法令では、患者さん自身の医療被ばくの適正管理について明確な規定はありませんが、適正管理は「**正当化**」（放射線を使う行為は、もたらされる便益（ベネフィット、メリット）が放射線のリスクを上回る場合のみ認められるという大原則）と「**最適化**」（放射線を伴う行為のメリットが放射線のリスクを上回る場合は、合理的に達成可能な限り被ばく量を減らして放射線を利用する）の二つの観点から達成されます。

　ここで、その医療被ばくについての説明、つまり医療被ばく説明が求められるようになった経緯について説明します。

　前述の通り、医療法施行規則が改正され、「診療用放射線に係る安全管理体制に関する規定」（※1）が施行されました。これは何かというと、**病院等の管理者に安全管理のための体制の確保**を求めているものです。

　そして、安全管理のための体制の確保の一環として、診療用放射線を安全利用するために責任者を配置すること、また、その責任者に

　イ　診療用放射線の安全利用のための指針の策定
　ロ　放射線診療に従事する者に対する診療用放射線の安全利用のための研修の実施
　ハ　医療被ばくの線量管理・線量記録

の三つを行うように義務付けられました。

　ここまでが、医療法施行規則の改正の概要になります。この時点で、まだ医療被ばく説明については触れられていません。

　では、どこで医療被ばく説明が求められたのか、ということですが、上記の「イ　診療用放射線の安全利用のための指針の策定」について、指針に定めなければならない内容として、厚生労働省医政局地域医療計画課長より、「診療用放射線の安全利用のための指針策定に関するガイドライン」（※2）が発せられました。

　このガイドラインでは、以下の五つの項目について、ガイドラインを参考にしながら必要な事項を記載するように求めています。

　1　診療用放射線の安全利用に関する基本的考え方
　2　放射線診療に従事する者に対する診療用放射線の安全利用のための研修に関する基本的方針
　3　診療用放射線の安全利用を目的とした改善のための方策に関する基本方針

4　放射線の過剰被ばくその他の放射線診療に関する事例発生時の対応に関する基本方針

5　医療従事者と患者間の情報共有に関する基本方針（患者等に対する当該方針の閲覧に関する事項を含む。）

　実は、この5が医療被ばく説明に関することになります。どのようなことが書かれているのかというと

・放射線診療については、その身体に対する長期的影響への懸念から診療実施後に当該診療を受けた者から改めて説明を求められる場合も多い

・説明にあたっては、研修等を経て教育、訓練を受け、放射線に関する専門的知識を有する者が対応にあたることが必要

・医療従事者と放射線診療を受ける者との間の情報の共有に関する基本方針として、次に掲げる項目ついて指針に記載すること

　（1）放射線診療を受ける者に対する説明の対応者

　（2）放射線診療を受ける者に対する診療実施前の説明方針

　（3）放射線診療を受ける者から診療実施後に説明を求められた場合などの対応方針

　ここでいう説明とは、「放射線診療については、その身体に対する長期的影響への懸念から診療実施後に当該診療を受けた者から改めて説明を求められる場合も多い」と記載されていることから、医療被ばくを受けることによる体への影響に関する説明であるので、すなわち医療被ばく説明ということになります。

　診療用放射線の安全利用のための指針のなかに、説明の対応者を記載したり、説明方針、対応方針を記載することが必要になった、ということで、病院や施設の医療被ばく説明の体制について整備することが求められるようになりました。

　これが、医療被ばく説明に関する法令改正の概要となります。

まとめ

● 医療法施行規則の改正によって、診療用放射線の安全利用のための体制の確保のために、診療用放射線の安全利用のための指針の策定が求められた

● 指針策定のためのガイドラインで、医療従事者と患者間の情報共有に関する基本方針として、説明の対応者を記載したり、診療実施前の説明方針、診療実施後の対応方針を記載することが必要となった

3章　医療被ばく説明

[参考資料]

※1　医療法施行規則　（一部抜粋）

第一条の十一

病院等の管理者は、法第六条の十二の規定に基づき、次に掲げる安全管理のための体制を確保しなければならない。

（中略）

三の二

診療用放射線に係る安全管理のための体制の確保に係る措置として、診療用放射線の利用に係る安全な管理（以下「安全利用」という。）のための責任者を配置し、次に掲げる事項を行わせること。

イ　診療用放射線の安全利用のための指針の策定

ロ　放射線診療に従事する者に対する診療用放射線の安全利用のための研修の実施

ハ　次に掲げるものを用いた放射線診療を受ける者の当該放射線による被ばく線量の管理及び記録その他の診療用放射線の安全利用を目的とした改善のための方策の実施

（1）厚生労働大臣の定める放射線診療に用いる医療機器

（2）第二十四条第八号に規定する陽電子断層撮影診療用放射性同位元素

（3）第二十四条第八号の二に規定する診療用放射性同位元素

※2　診療用放射線の安全利用のための指針策定に関するガイドライン（一部抜粋）

本ガイドラインは、各医療機関が策定することとなる、医療法施行規則（昭和23年厚生省令第50号）第1条の11第2項第3号の2イに規定する診療用放射線の安全利用のための指針（以下「指針」という。）の参考となるよう作成したものである。指針においては、本ガイドラインの「1　診療用放射線の安全管理に関する基本的考え方」から「6　その他留意事項等について」までの項目を参考に、各項目について必要な事項を記載すること。

（中略）

5　医療従事者と患者間の情報共有に関する基本方針（患者等に対する当該方針の閲覧に関する事項を含む。）

インフォームドコンセントの理念に基づき、放射線診療を行う際にも当該診療を受ける者に対する説明を行うことが基本となるが、放射線診療については、その身体に対する長期的影響への懸念から診療実施後に当該診療を受けた者から改めて説明を求められる場合も多い。また、説明に当たっては、研修等を経て教育、訓練を受け、放射線に関する専門的知識を有する者が対応に当たることが必要である。

これらを踏まえ、医療従事者と放射線診療を受ける者との間の情報の共有に関する基本方針として、次に掲げる項目ついて指針に記載すること。

(1) 放射線診療を受ける者に対する説明の対応者

　放射線診療を受ける者に対する説明行為は、当該診療を受ける者に対する診療の実施を指示した主治医又は主治の歯科医師が責任を持って対応する旨を記載すること。また、放射線科医師、診療放射線技師、放射線部門に所属する看護師等、別途説明者又は対応する部局を定める場合は、その旨をあらかじめ決めた上で記載すること。なお、放射線診療の正当化については、医師又は歯科医師が説明すること。

(2) 放射線診療を受ける者に対する診療実施前の説明方針

　放射線診療を受ける者に対する診療実施前の説明方針として、以下の内容を記載すること。

　放射線診療を受ける者に対する診療実施前の説明は、放射線診療を受ける者にとって分かりやすい説明となるよう、平易な言葉を使った資料を準備するなど工夫しつつ行うこと。その際、次に掲げる点を踏まえた説明とすること。

① 当該検査・治療により想定される被ばく線量とその影響（組織反応（確定的影響）及び確率的影響）

② リスク・ベネフィットを考慮した検査・治療の必要性（正当化に関する事項）

③ 当該病院で実施している医療被ばくの低減に関する取組（最適化に関する事項）

(3) 放射線診療を受ける者から診療実施後に説明を求められた場合などの対応方針

　放射線診療を受ける者から診療実施後に説明を求められた場合及び有害事例等が確認できた場合の対応方針として、以下の内容を記載すること。

　放射線診療を受ける者から診療実施後に説明を求められた場合及び有害事例等が確認できた場合の説明は、「(1) 放射線診療を受ける者に対する説明の対応者」及び「(2) 放射線診療を受ける者に対する説明方針」に沿って対応するとともに、救命のために放射線診療を実施し、被ばく線量がしきい線量を超えていた等の場合は、当該診療を続行したことによるベネフィット及び当該診療を中止した場合のリスクを含めて説明すること。

引用元：厚生労働省医政局地域医療計画課長より発せられた医政地発1003第5号令和元年10月3日　診療用放射線の安全利用のための指針策定に関するガイドライン

3章　医療被ばく説明

3・2　放射線診療を受ける者に対する説明の対応者

　ということで、医療従事者と患者間の情報共有に関する基本方針として、説明の対応者を記載したり、診療実施前の説明方針、診療実施後の対応方針を記載することが必要となったわけですが、ここでは誰がその説明について対応するのか、ということについて考えてみたいと思います。

　まず、ガイドラインにはどのようなことが書かれているかというと、放射線診療を受ける者、つまり患者さんに対する説明の対応者について

・説明行為は、当該診療を受ける者に対する診療の実施を指示した主治医又は主治の歯科医師が責任を持って対応する旨を記載する
・放射線科医師、診療放射線技師、放射線部門に所属する看護師等、別途説明者又は対応する部局を定める場合は、その旨をあらかじめ決めた上で記載する
・放射線診療の正当化については、医師又は歯科医師が説明する

ということが記されています。

　つまり、患者さんへの説明については、検査オーダーを出した主治医が責任を持つということで、主治医が行うというのが原則になります。

　しかし、実際のところ主治医に必要な項目についてすべて説明してもらったり、ましてや医療被ばく相談に発展した場合、診察を止めて時間を割いて相談を受けてもらうというのは、なかなか現実的ではないのではないかと思います。

　そこでどうすればいいかというと、別途説明者または対応する部局を置くことで、主治医の負担を軽減することができます。そしてその場合には、その旨を各医療機関で作成する指針に記載する必要があります。

　たとえば、主治医以外に放射線科医師、診療放射線技師、放射線部門に所属する看護師、放射線被ばく相談員、放射線管理士等が対応する場合は、指針に「医療被ばくの説明は○○が担当する」と記載しておきます。

　もしそのように、主治医以外に医療被ばく説明担当者を配置するとすれば、両者で説明の役割分担をすることになると思うのですが、そこで考えられる役割分担のパターンを図にしてみました（図3・1）。

　ここで、①は一から十まで主治医が説明するというパターンです。つまり、検査等により想定される被ばく線量とその影響（組織反応（確定的影響）および確

3·2 放射線診療を受ける者に対する説明の対応者

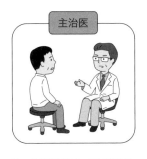 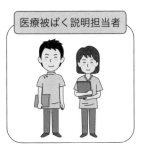

① 主治医が**すべて**を説明
② 主治医が**大筋**を説明 + 医療被ばく説明担当者が**補足**
③ 主治医が**軽く**説明 → 医療被ばく説明担当者が**詳しく**説明

図 3·1　説明の役割分担のパターン

率的影響)、リスク・ベネフィットを考慮した検査・治療の必要性(正当化)、その施設において実施している医療被ばくの低減に関する取り組み(最適化)について、すべて主治医が対応する、というパターンになります。

②は、説明すべきことの大筋は主治医に話してもらって、補足のみ医療被ばく説明担当者が行うというパターンです。

たとえば、主治医が患者さんに説明する定型文のようなものを作成しておいて、それ以外のこと、また、それ以上に患者さんが深く説明を求める場合に、医療被ばく説明担当者が説明を行います。

③には主治医が軽く説明、とありますが、これは最低限主治医が説明すべきである正当化のみ説明してもらい、その他は医療被ばく説明担当者が行うというパターンです。

ガイドラインを満たすにはこのような三つのパターンが考えられますが、ここは各施設によって様々な事情があると思いますので、各施設の状況に合った最適なパターンを検討していただけたらと思います。

あとは、誰が担当することになったとしても、できるだけ同じような基準で同じようなことが説明できるようにしておくことが望ましいです。説明する医師や説明担当者によって説明内容が違うと、患者さんの混乱を招く原因となりますので、院内または施設内で統一した説明ができるような資料の作成や、説明を担当するスタッフ向けの講習会を定期的に開催する等の取り組みが必要です。

3章　医療被ばく説明

まとめ

● 説明は、主治医または主治の歯科医師が責任を持って対応し、その旨を指針に記載する

● 主治医以外に対応する説明者を設定する場合は、それをあらかじめ決めておき、その旨を指針に記載する

● 検査の必要性（正当化）の説明は主治医が行うこと

3・3 放射線診療を受ける者に対する診療実施前の説明方針

　では、具体的にどのような説明を実施することが求められているのでしょうか。

　先ほどの指針策定に関するガイドラインの「5　医療従事者と患者間の情報共有に関する基本方針」では、説明に関して、「放射線診療を受ける者に対する診療実施前の説明方針」と「放射線診療を受ける者から診療実施後に説明を求められた場合などの対応方針」について記載されています。

　まず、「放射線診療を受ける者に対する診療実施前の説明方針」、つまり、放射線診療の実施前の説明では、次に掲げる点を踏まえた説明とする、ということで

・当該検査・治療により想定される被ばく線量とその影響（組織反応（確定的影響）および確率的影響）

・リスク・ベネフィットを考慮した検査・治療の必要性（正当化に関する事項）

・当該病院で実施している医療被ばくの低減に関する取り組み（最適化に関する事項）

の3点について挙げられています。

　さらに、これらを患者さんにとって「わかりやすい説明となるよう、平易な言葉を使った資料を準備するなど工夫しつつ行う」ということが併記されています。

　しかし、このガイドラインにおいては特に明記されていませんが、もしここで患者さんに検査を受けることを納得してもらえなかったらどうなるでしょうか。

　検査の必要性がわからない場合、つまり、何のために受けるのか、今回本当に受けないといけないのか、といった行為の正当化に関する説明について理解を得

られない場合は、主治医から再度説明をしてもらう必要があります。ですが、説明内容は理解できて、検査の必要性はわかっているけど受けたくない状態、つまり、正当化については理解できているものの、被ばくが怖かったり、検査を受けることで自分によくないことが起こるのではないか、といったように不安や悩みを抱えている場合については、ただ説明を繰り返すよりは、不安に寄り添った医療被ばく相談を行うことで納得してもらえることがあります。

　その場合は、主治医だけで対応するのが困難になることが予想されます。そういうときのためにも、主治医とは別に医療被ばく相談ができる説明担当者を配置しておいたほうが、患者さんのため、また、タスクシェアの観点から見ても望ましいのではないかと思います。

まとめ

- 放射線診療実施前は組織反応・確率的影響、検査の必要性（正当化）、被ばく低減の取り組み（最適化）について説明する
- 説明をしても納得してもらえないときは、必要に応じて医療被ばく相談を行うことが有効であり、医療被ばく相談ができる説明担当者を配置しておくほうが望ましい

3・4　放射線診療を受ける者から診療実施後に説明を求められた場合などの対応方針

　次に、「放射線診療を受ける者から診療実施後に説明を求められた場合などの対応方針」、つまり、放射線診療の実施後に説明が必要な場合です。これは、どのような状況かというと

　　［1］放射線診療を受ける者から診療実施後に説明を求められた場合

　　［2］有害事例等が確認できた場合

と示されています。

　そして、その場合の対応については以下のように記載されています。

「（1）放射線診療を受ける者に対する説明の対応者」および「（2）放射線診療を受ける者に対する説明方針」に沿って対応するとともに、救命のために

放射線診療を実施し、被ばく線量がしきい線量を超えていた等の場合は、当該診療を続行したことによるベネフィット及び当該診療を中止した場合のリスクを含めて説明すること。

　これはどういうことかというと、[1] の場合でも [2] の場合でも、放射線診療実施前の説明方針に沿って対応することが基本である、ということです。

　さらに、後半の文節では「救命のために放射線診療を実施し、被ばく線量がしきい線量を超えていた等の場合」とあります。[2] の有害事例等が確認できた場合は、まずしきい値を超えているであろうと考えられるので、この場合は「当該診療を続行したことによるベネフィット及び当該診療を中止した場合のリスクを含めて説明すること」と記されており、検査および治療のベネフィットと中断した場合のリスクを中心に説明することになると思います。

　では、[1] の場合で、しきい値を超えていない場合はどのように説明するのがよいでしょうか。

　ガイドライン上では、放射線診療実施後に説明を求められた場合、放射線診療実施前の説明方針に沿って対応すること、と書かれていますが、具体的にどのように対応すべきかということは明記されていませんので、各施設で検討する必要があります。ですので、どのように対応するべきかを考えなければいけませんが、その前に、そもそも放射線診療実施前に説明を受けているにも関わらず、実施後にも説明を求められるのはどういう場合が想定されるか、ということについて考えてみます。

　実施前に説明を受けたのに、後から説明を求められるのは
① 放射線検査前にも説明があったにもかかわらず、他のことを考えていた等の理由で十分に聞けていなかったり、忘れてしまった場合
② 放射線検査を終えてから、気になること、聞きたいことが出てきた場合
③ 検査を受けた後で放射線の影響は大丈夫だったのかと不安になってきた場合
のいずれかに当てはまるのではないかと思います。

　ここで考えてみていただきたいのですが、放射線診療実施前と同じ説明をすれば、患者さんの理解は得られるのでしょうか。

　もし、上記の①のようなケースであれば、ただ単に聞き損ねただけということになりますので、放射線診療実施前の説明を繰り返せば理解が得られるかもしれません。しかし、②または③のケースでは、実施前の説明をもう一度したとして

3・4 放射線診療を受ける者から診療実施後に説明を求められた場合などの対応方針

も、理解は得られない可能性があります。なぜかというと、これらのケースはその説明を求める理由、もしくは説明を求めたくなった原因は、不安や悩み等の心理的な要因によるものだからです。このようなパターンでは、不安や悩みにアプローチするカウンセリングを用いた医療被ばく相談が有効になります（1・2節「医療被ばく説明と医療被ばく相談の違い」参照）。

②に関しては、気になること、聞きたいことが出てきた原因が「何となく知りたいだけ」、つまり、不安や悩み等の心理的な要因によるものでなければ、聞かれたことに対して説明をするだけでもよいかもしれません。しかし、検査中の日常会話であれば別ですが、この場合は検査終了後にあえて説明を依頼したいというケースになりますので、「聞きたいことが後から出てきた」というようなケースであっても、ほとんどが不安や悩みを伴っていると予想されます。

ですので、放射線診療実施後に説明を求められた場合というのは、多くケースで医療被ばく相談対応を行うことになると思います。

放射線診療実施前と放射線診療実施後において、医療被ばく説明、および医療

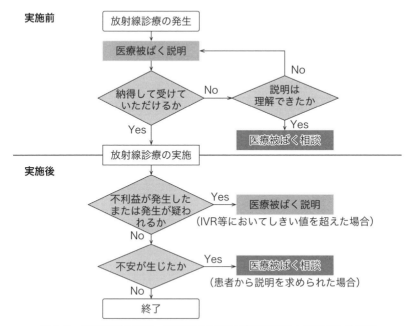

図 3・2 医療被ばく説明・医療被ばく相談が必要であると想定される場面

被ばく相談が必要とされるケースをフローに示します（図3・2）。つまり、放射線診療実施後は、有害事象等の不利益が発生、もしくは不利益が疑われる場合は医療被ばく説明をしますが、不利益は発生していないが、不安が生じた場合は医療被ばく相談の対応をすることになると考えられます。

　また、放射線診療実施前には医療被ばく説明を実施する必要がありますが、ここでも納得していただけなかったり、説明が理解できなかった場合は、そのまま同じ説明を続けても理解が得られない可能性が高いので、そういった場合にも医療被ばく相談が有効となります。

> **まとめ**
> - 放射線診療実施後は、有害事象等の不利益が発生、もしくは不利益が疑われる場合は放射線診療を受けたことのベネフィット、受けなかったことのリスクを含めて説明する
> - 不利益は発生しなくても、不安が生じた場合は医療被ばく相談が有効

3・5　実際の運用

　ここで、実際の運用においてどのようにすればいいのか、ということをまとめていきます。

＜病院・施設として対応すること＞

・医療被ばく説明担当者の選定

　医療被ばく説明は誰がどこまで担当するか、ということを明確にします。

・医療被ばく説明内容の院内、施設内の統一

　医療被ばく説明に携わる人は誰でも同じ説明ができるようにします。説明を統一するため、以下のような患者説明用の資料を作成します。

　　－想定される被ばく線量の一覧表

　　－組織反応（確定的影響）、確率的影響についての資料

　　－リスク・ベネフィットを考慮した検査・治療の必要性

－被ばくの低減に関する取り組み　等

　以上について、患者さんにもわかりやすい言葉を使って作成します。なお、2章「医療被ばく説明・相談に必要な放射線の基礎知識」も資料作りにご活用いただけると思いますので、参考にしてください。

・医療被ばく相談に対応できる人材を育成する

　医療被ばく相談に対応できるような認定（放射線被ばく相談員や放射線管理士等）取得の推進を図ります。

＜病院・施設での運用の一例＞

　原則として、画像診断の指示を出した医師が説明するようにします。

　また、医師の説明内容の統一化を図るために、法令上必要な説明項目を入れた医療被ばくの説明書を作成し、それを用いて説明するようにします。そして、説明を実施すれば、診療録に一言残すことで説明記録とします。以下のような文言をテンプレートとして用意しておくと、カルテに医療被ばく説明記録として残すことが容易になります。

（例）

　意識のある患者の場合

　「放射線検査説明書の内容に沿って医療被ばくを伴う検査の必要性を説明し、検査に対する同意を得た」

　救急患者で意識がなく、救命のために緊急で検査が必要な場合

　「診断、対処のために、被ばくを伴うが速やかにCT検査を行うことが必要と判断し、検査を実施する」

＜放射線診療実施前の説明＞

　放射線診療実施前の説明時、具体的には以下のことを中心に説明していきます。

・検査や治療により想定される被ばく線量

　その施設において検査や治療により想定される被ばく線量の一覧表等を作成しておき、それを見せながら説明します。

・今回の検査または治療の被ばくによって受ける可能性のある影響

　ここでは組織反応（確定的影響）のしきい値の一覧や、LNTモデルの図等を使用した資料を使って説明します。

3章　医療被ばく説明

　被ばく線量が組織反応のしきい値を超えないような検査の場合は、主に確率的影響の説明が中心になります。一部の血管造影検査やIVRのように、被ばく線量が組織反応のしきい値を超える可能性のある検査については、組織反応の説明（特に皮膚の影響）と、確率的影響の説明が必要になります。

　それに加えて、検査の必要性（正当化）、被ばく低減の取り組み（最適化）の説明も必要です。

　正当化とは、放射線診療の有益性が有害性を上回るかの判断になります。正当化の説明では、放射線診療の有用性の説明、有害性に関する説明と同意を行います。

　最適化の説明では、自施設で実施している被ばく低減への取り組みの説明をします。たとえば、線量の最適化（ICRP Publ.105では診断参考レベルの利用を推奨しています）や、施設認定取得の取り組み（医療被ばく低減施設認定、IVR被ばく低減認定施設）、各種認定技師による検査・管理の取り組み等について説明します。

　ただし、「当施設の検査の線量は診断参考レベルよりも低いので大丈夫です」といったような説明がよく見受けられますが、そのような使い方は誤りなので注意が必要です。

　診断参考レベル（DRL）とは、患者が診療によって受ける線量について、診断や治療の目的を担保した上で最適化するためのツールであり、DRL値は線量調査結果の75パーセンタイル等を参考に設定され、高い線量を使用している検査や装置や施設を特定する指標となるものです。DRLより低いことを示したところで、DRLの線量を超えると健康影響を損なうという値でもなければ、仮にDRLを超えたとしてもその施設において必要なことであれば問題はないからです。DRLはあくまで最適化を行うためのツールとして使うようにしてください。

　以下に簡単な説明例を提示します。

・組織反応のしきい値を超えない検査（CT）の場合

① 被ばく線量の提示

　今回のCT検査による被ばく線量は推定でこれくらいです（一覧表を提示する）。

② 被ばくで受ける可能性のある影響の説明

　放射線による被ばくで発がんの影響というのがあるのですが、医療の検査で

受ける被ばくは非常に少なく、リスクがあるかどうか明確にできないぐらいその影響はとても小さいと考えられています。

③ 正当化の説明

　今回疑われる病気の発見には CT 検査が一番有効な手段であり、診断のために必要な検査となります。

④ 最適化の説明

　当院は医療被ばく低減施設という認定を取得しており、無駄な被ばくをしないように、可能な限り低い被ばく線量で検査ができるように診療放射線技師が管理しています。

・組織反応のしきい値を超えるおそれのある放射線診療（IVR）の場合

① 被ばく線量の提示

　今回の治療による被ばく線量は推定でこれくらいです（一覧表を提示する）。

② 被ばくで受ける可能性のある影響の説明

　血管内治療では、皮膚の被ばく線量がしきい線量を超えた場合には皮膚障害が発生する可能性が高くなります。治療の難易度によっては避けられない合併症となります。なお、皮膚障害が発生したときは皮膚科医と連携して治療を行います。

　また、放射線による被ばくで発がんの影響があります。100 mSv 以上の被ばくで線量と致死性のがんの発生確率は比例関係になると考えられていますが、100 mSv 未満の低線量域では線量と発がんの関係性は不明であり、有意な増加があるのかどうかわからないと考えられます。

　よって 100 mSv 未満ですと、がんの発生は不明になるほど小さなリスクになります。

③ 正当化の説明

　○○さんの病気の治療には血管内治療の他に手術という選択肢もあります。被ばくの影響も考えられますが、侵襲性や救命を考えると血管内治療のほうがメリットは大きいといえます。

④ 最適化の説明

　当院は医療被ばく低減施設という認定を取得しており、無駄な被ばくをしないよう、可能な限り低い被ばく線量で治療ができるように努めています。

＜放射線診療実施後の説明＞

　放射線診療実施後の説明は、説明を求められた場合、または有害事例等が確認できた場合となります。

・説明を求められた場合

　放射線診療実施前の説明を十分に聞けていなかったり、忘れてしまった場合は、実施前の説明のなかでも特に理解できていない部分について補足するように説明します。

　放射線検査を終えてから、気になること、聞きたいことが出てきたり、検査の放射線の影響は大丈夫だったのかと不安になってきた場合については、医療被ばく相談を実施します。

　医療被ばく相談をどのように行っていくかということについては、4章以降で解説していきます。

・有害事例等が確認できた場合

　有害事例等が確認できた場合とありますが、実際に有害事例等は確認できなくても、組織反応のしきい値を超えた場合も同様の説明が必要となります。

　ここに該当するのはほとんどが一部の血管造影検査および IVR を受けた場合になるかと思いますが、しきい値を超えたことで起こり得る影響を伝え、検査および治療を途中でやめてしまっていた場合のデメリットも伝えます。実際に影響が出た場合については、そのときの対応方法もあわせて伝えるようにします（主治医への相談や、皮膚に影響が出た場合は皮膚科医に相談等）。

　医療被ばくの適正管理の体制を整えることは、患者の安全を確保し、医療の質を向上させるためには不可欠です。法令に基づく指針を策定し、適切な説明と相談体制を整えることが求められます。これにより、患者さんが安心して放射線診療を受けることができる環境を提供することが可能となります。

3・5 実際の運用

> **まとめ**
> - 放射線診療実施前、実施後について、説明担当者を決めたり、資料を作成して、それぞれ考えられる状況に応じた説明体制を整えること
> - 適切な説明と相談体制を整えることで、患者が安心して放射線診療を受けることができる環境を提供することが可能

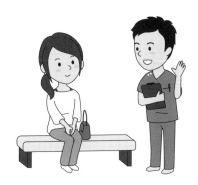

参考文献

・医療法施行規則の一部を改正する省令（平成31年厚生労働省令第21号）平成31年3月11日公布
・厚生労働省医政局地域医療計画課長より発せられた医政地発1003第5号令和元年10月3日　診療用放射線の安全利用のための指針策定に関するガイドライン

4章
医療被ばく相談とカウンセリング

医療被ばくに関する基礎知識を頭に入れていたら、検査前にしっかり医療被ばくについて説明することができたら、目の前の患者さんの不安や悩みは解消するでしょうか。

答えは NO です。

目の前の患者さんが、単純に知りたいという純粋な疑問があって質問しに来られている場合は、医療被ばくの知識を説明するだけで問題ありません。

しかし、不安を伴う医療被ばく相談の場合は、医療被ばくに関する知識に加えてカウンセリングの知識があると、より効果的にアプローチすることができるのです。

本章で紹介するカウンセリングの知識は、放射線カウンセリングの骨格であり、一線を画した医療被ばく相談をするためにも重要な知識となっています。

ここでは、カウンセリング対応が必要なパターンと、なぜ放射線が怖いのかという原因について探り、それに対するアプローチ方法であるカウンセリングと、その技法について解説していきます。

4·1 カウンセリング対応が必要なパターンと見極め方

医療被ばくに関する質問を受けても、そのときの患者さんの心理状態に不安や悩みが伴っているか否かで、私たちのとるべき対応は変わってきます。

実は、「**医療被ばくに関する質問を受けたときの対応には、カウンセリングが100％有効**」というわけではないのです。

4・1 カウンセリング対応が必要なパターンと見極め方

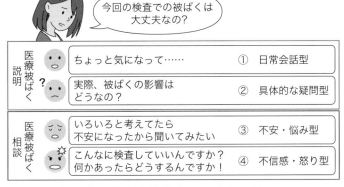

図 4・1　医療被ばくに関する質問の心理パターン

　医療被ばくに関する質問を受けたら、この対応にはカウンセリングが必要かどうか、ということをまず見極める必要があります。

　たとえば、「今回の検査での被ばくは大丈夫なの?」と聞かれることはよくあると思いますが、このような質問や相談にはある心理的なパターンがあります。

　それらを、図 4・1 のように四つに分類してみました。

① 日常会話型

　臨床の現場では、これが一番多いのではないでしょうか。

　「ちょっと気になって」や「レントゲンって大丈夫なの?」と、日常会話の延長のような質問です。検査前や検査終了直後に話しやすそうな雰囲気の方であれば、特によく聞かれるのではないでしょうか。

② 具体的な疑問型

　純粋に知りたいこと、疑問があって尋ねられるパターンです。自分で考えてもわからないから専門家に教えてもらおう、というように、知りたいことが具体的にあって、冷静に質問をして来られます。

③ 不安・悩み型

　医療被ばくに対して心理的に強い不安や、トラウマ、医療被ばくに関する悩みを抱いているパターンです。自分でいろいろ調べすぎてしまっている場合や、他者からの情報やアドバイスが関与していることもあります。

4章　医療被ばく相談とカウンセリング

④ 不信感・怒り型

　医療被ばくに対する思い込み等から、不信感や怒りを感じているものです。不信感や怒りの原因が、こんな検査は受けたくなかったのに、という後悔からの場合もあれば、スタッフの接遇や、検査を受ける前の医師からの説明不足、待ち時間の長さといった、放射線検査に直接関係ないことから憤っていたという場合もあります。

　この四つのパターンは、さらに二つに分けることができます。

　①と②は医療被ばくに対してわからない、教えてほしい、知らないから疑問を持っているという状態です。なので、疑問に対してコンサルティング重視の対応が適切です。

　どういうことかというと、「質問されたことに正しく答える」ということが必要であり、3章で解説したような医療被ばく説明を丁寧に実施し、情報提供していきます（医療被ばくに関する情報提供については6章を参考にしてください）。

　逆に、そのように情報提供をメインで求められている方に

　　「そうですか、それを疑問に感じられたのですね」

　　「そういう疑問に思ったきっかけとかあるのですか？」

等とカウンセリング技法を用いた医療被ばく相談に持ち込んでしまうと逆効果で、「早く結論を教えてほしいのに」、「大丈夫って言ってくれたらそれでいいのに」と相手をイラつかせてしまったり、答えをすぐに言えないのは何かを隠しているんじゃないか、といった不信感を生んでしまうこともあります。

　先に結論を示したほうがいいのも、こちらのパターンになります。放射線に特別不安を抱いていなかったり、いいのか悪いのかどちらともいえないといった放射線へのイメージがニュートラルな方には、最初の結論が強く印象を与えることがありますので、先に「問題ないですよ」ということを示すことは効果的です（心理学用語で**初頭効果**といいます）。

　一方、③、④のように強い不安を感じていたり、怒りを抱いている場合は、放射線に対する思い込みも強いため、いくら正しいことを伝えても冷静に判断できなかったり、受け入れられなかったりします。そのような場合は、まずは患者さんの不安に寄り添い、感情をできる限り受け止め、その方の主訴を把握するために、様々な思い等を整理することが必要となります。そして、主訴を把握したら、そのとき初めて専門家として情報提供します。

つまり、こちらのパターンは、**結論を先に提示してはいけない**ということになります。なぜなら、放射線によって不安や怒りを感じているということは、その方にとって放射線は害であり、こちら側から「問題ない」というと自分の考えと違うため、反発したり、話を聞いてもらえなくなったりするからです（4・4・2項「心理的リアクタンス」参照）。

なので、①と②、③と④とでは、相談対応者のとるべき対応はまったく異なる、というのがわかっていただけたかと思います。1章で、医療被ばくに関する質問を受けたときの対応方法は2通りある、と述べていたのはこのためです（本書では、前者のコンサルティング重視の対応を"医療被ばく説明"、後者のカウンセリング重視の対応を"医療被ばく相談"としています）。

ところで、この四つのパターンを見極めることはできそうでしょうか。

たとえば、④ 不信感・怒り型のように怒りが表れているときはわかりやすいかと思いますが、一見 ① 日常会話型のように見えても、質問の裏には不安や悩みを隠していて、③ 不安・悩み型であった、というケースは少なくありません。また、② 具体的な質問型のように「この検査の被ばく線量を教えてください」と言われて、質問が明確であるかのように思えても、実は線量が知りたいわけではなく、医療被ばくの影響を心配していたということもあります。

では、これらの心理パターンをどのように判断するのかというと、まずは**患者さんが冷静で、理路整然と話すことができており、主訴が明確であるか**、ということがポイントになってきます。

強い不安や悩みを抱いている方は、表情が穏やかでなかったり、会話の筋が見えにくかったり、主訴が明確でなかったりします。そして次に、**訴えのなかに不安を表すキーワードが出てくるか**、ということもポイントになります。

不安、心配、後悔、どうしたらいいか……といったことや、つらい、眠れない等も強い不安を抱いている可能性のあるキーワードであるといえます。

そのような方に、いきなり結論を出したり、情報提供をしても受け入れてもらえませんので、不安に寄り添いながら、信頼関係を形成し、時間をかけて丁寧に対応して、主訴を把握するということが必要になってきます（図4・2）。

ちなみに情報提供しても納得していただけなかった場合どうなるかというと、同じ訴えが返ってきます。つまり、**同じ質問がループしているときは、対応方法を変えなければならない**、というサインになります。

4章　医療被ばく相談とカウンセリング

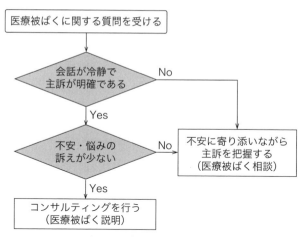

図 4·2　相談対応の決め方

> **まとめ**
> - 医療被ばくの質問は心理状態によって四つのパターンがあり、それらの対応方法は2通りある
> - 患者さんの表情、会話の冷静さ、不安に関するキーワードの有無によって、医療被ばく説明対応と医療被ばく相談対応のどちらが適切かを見極めること

4·2　医療被ばく相談に不安・悩みを伴う理由

　では、患者さんの不安や悩みは一体どこから来るのでしょうか。不安や悩みにアプローチするには、その原因と心理状態についても知っておく必要があります。
　なぜ、人は放射線に対して不安や悩みを抱きやすいのかというと、その心理的な要因は二つあります。
・歴史やメディアによって形成された放射線のイメージ
・放射線は人が恐怖を感じる条件を満たしている
　何事も原因を知らなければ、対処することはできません。ここでは、人々が放

射線を敬遠するようになった背景について考察してみます。

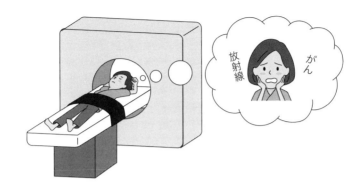

4・2・1 "放射線は危険"という固定観念

　日本人にとって"放射線"というと、広島、長崎の原爆による被害をまず思い浮かべるという方も少なくないのではないでしょうか。

　それに加えて、2011年の東日本大震災では福島第一原子力発電所の事故が起こりました。あの当時、未曾有の震災で日本中が混乱に陥っていたとき、原子力発電所の事故は不安定な精神状態の人々にさらに追い打ちをかける事態となったことは記憶に新しいと思います。

　当時、各メディアがこぞって放射線による被ばくの影響に関する報道をしていましたし、放射線について様々な情報やデマが流れました。福島県産の海産物・農作物は、放射能汚染されて危険であるという風評被害により、売り上げが低迷しました。福島を含む関東産の海産物・農産物については、その放射能が健康影響を及ぼすレベルをはるかに下回る安全基準を守って出荷されているにも関わらず、未だに敬遠する人も少なくありません。それだけ多くの人が放射線についてよくわからないまま恐れて、安全だと信じられるもの、不安を払拭できるものにすがっている、ということだと思います。

　テレビに出ているコメンテーターや、インターネットの書き込み、新聞や、時々ポストに投函されている広告ですら、専門家からすればかなり的外れな、放射線が危険だというようにミスリードしそうな意見に触れることがあります。放射線に関して勉強してもわかりにくいことも多いので、少し勉強してみたとして

4章　医療被ばく相談とカウンセリング

も、一般の方が放射線について正しく理解するのはなかなか難しいところがあります。そのため、間違った解釈をしてしまい、事実を歪曲して伝えてしまうことがあっても、決して悪気があったり、悪意を持って情報提供されているわけではないと思います。

　ですが、そういった知識不足がもともと持ち合わせている恐怖と合わさると、不正確な情報になってしまいかねません。そして、そういう情報を目にして信じてしまう人、伝聞する人がいると、それらは次第にデマやフェイクニュースへと発展してしまうことがあります。

まとめ

- 放射線のイメージは、原爆、原子力発電所の事故という強烈な衝撃を与えるもの
- 放射線について少し勉強しても実態はわかりづらく、誤った情報が蔓延しがちである

4·2·2　「怖い」要素と放射線

　では、その放射線にまつわる不安や悩みの原因とは何かというと、言うまでもなく、"放射線は怖い"からです。この心理は、放射線検査に携わるような専門家である私たちには、ちょっと理解しがたい心理だったりしないでしょうか。

　患者さんに対して「なぜそこまで不安なんだろう？」と思うこともあれば、「放射線のことを全然わかっていない」、「医療に使う放射線は微量だし、そんな影響が出るわけがないのに」といったような反感に近い気持ちを抱くかもしれませんし、結局は、「放射線のことを"よく知らない"から、怖いんでしょ」なんて、思ったりすることもないでしょうか。

　かつて、私もそう思っていた時期があります。でもこの考えは**欠如モデル**そのものでした（1·4節「不安の原因は知識不足のみではない」参照）。恐怖心や不安は知識不足によるもの、知識を補填すれば不安はなくなる、という考え方である欠如モデルが間違っているということは、先に述べた通りです。

　さらに「放射線が怖い理由は"よく知らないから"だけではない」ということを裏付けるもう一つの根拠があります。

イギリスの P. Bennett によると、人々は対象がある特定の要素を持っているときに怖いと感じると言われています。その特定の要素とは、以下に示す 11 項目です。

① 非自発的にさらされる
② 不公平に分配されている
③ 個人的な予防行動では避けることができない
④ よく知らない、あるいは新奇なものである
⑤ 人工的なもの
⑥ 隠れた、取りかえしのつかない被害がある
⑦ 小さな子供や妊婦に影響を与える
⑧ 通常とは異なる死に方（病気、怪我）をする
⑨ 被害者がわかる
⑩ 科学的に解明されていない
⑪ 信頼できる複数の情報源から矛盾した情報が伝えられる

なんと、放射線はこの「怖いと感じる項目」すべてに該当してしまいます。一つずつ見てみましょう。

① 非自発的にさらされる

災害被ばく、医療被ばくともに自らが望んで受けるものではなく、やむを得ず受けてしまうものです。

② 不公平に分配されている

放射線検査は医師や医療機関によって、方法・回数等が異なるため、自分は特に検査し過ぎ、あるいは医療被ばくし過ぎなのではないかという不公平感を抱きやすい傾向にあります。

③ 個人的な予防行動では避けることができない

災害被ばくだけでなく、医療被ばくについても、たとえ不安があっても「診療を進める上で必要だ」と言われてしまうと、多くの人は断ることができずに受けてしまうため、予防できないといえます。

④ よく知らない、あるいは新奇なものである

本国において放射線に関する教育を受ける機会がそれほどないため、医療被ばくの影響や放射線についての理解が行き届いているとはいえず、多くの人にとって「よくわからない」というのが現状です。

⑤ 人工的なもの

放射線は自然にも存在しますが、原爆や原子力発電所、X線装置、CT装置等は人間の作ったものなので、人は自然のものよりも人間が作り出したリスクのほうに恐怖心を抱く傾向にあります。

⑥ 隠れた、取りかえしのつかない被害がある

放射線影響の代表的な被害である原爆や、発がん等は死を連想させるものであり、取りかえしのつかないものであるといえます。

⑦ 小さな子供や妊婦に影響を与える

「胎児や子供は大人と比較して、放射線被ばくによる影響は大きい」と説明を受けたり、放射線検査をするときに「妊娠中の方は申し出てください」という文言を見たり聞いたりすると、危険ではないかという感情が増幅します。

⑧ 通常とは異なる死に方(病気、怪我)をする

かつて起きた原子力事故の報道や、原爆による被害・犠牲者の記録により、放射線被ばくによって恐ろしい死に方をする、恐ろしい被害をもたらすというケースが広く知られています。

⑨ 被害者がわかる

身近な人がリスクを受けたほうが恐怖を感じやすいのですが、放射線検査は誰でも受けたことがあるという極めて身近なものといえます。

⑩ 科学的に解明されていない

低線量域における影響等、放射線被ばくの人体に及ぼす影響については未だ解明されていない部分も多くあります。

⑪ 信頼できる複数の情報源から矛盾した情報が伝えられる

前項⑩に関連することですが、放射線の影響については解明されていない部分も多いため、専門家によっても見解が違ったり、同じ被ばく線量でも安全か否かは機関、行政、医療従事者等によって意見が分かれることがあります。

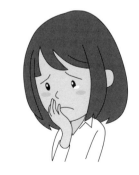

このように、放射線被ばくは「怖い」要素の11項目すべてに該当しているため、恐怖の対象としては十分な条件が整いすぎてしまっています。

にもかかわらず、なぜか私たちは、放射線が恐れられている原因として④の「よく知らない」という

項目ばかりに意識を向けがちであるような気がします。知らないことを補おうと、つい一生懸命説明してしまっているのです。知識を補って不安を解消しようとする欠如モデルが上手くいかないのはこのためです。

> **まとめ**
> - 人が「怖い」と感じる要素に、放射線はすべて該当している
> - 知識不足のみを解消しても、怖い要素を払拭することはできず、不安は解消できない

4・3 不安を伴う医療被ばく相談でしてはいけない対応

　患者さんにとって、放射線に対して不安や悩み等の心理的ストレスを抱きやすい条件が整っていることはわかっていただけたかと思います。では、そのように不安を伴う医療被ばく相談を受けたとき、どのように対応していくとよいのでしょうか。

　理想的な対応法をお伝えする前に、まず医療被ばく相談で慣れないうちにやってしまいがちな、しかしやってはいけない三つの対応について説明します。このような話の進め方をしたら、不安や悩みを伴っている医療被ばく相談においては、まず上手くいかないだろう、というものです。

① 結論を出す
② 話すことに熱中して、患者さんの話を遮ったり、聴くことを疎かにしてしまう
③ 主訴を正確に把握できないまま情報提供する

　これらのこと、ついやってしまった経験はないでしょうか？　話がなかなか通じなかったり、わかってもらえないと、ついやってしまいたくなることばかりだと思います。

　私も医療被ばく相談について本格的に学ぶ前は、ついやってしまったことがあります。ですが、これらはいずれも医療被ばく相談のゴールから遠ざかってしまうものです。

　ではなぜ、これらの対応はいけないのでしょうか？

4章　医療被ばく相談とカウンセリング

① 結論を出す

　医療被ばく相談の場合、問題となる線量を被ばくすることはなく、ほとんどのケースは安全だといえるものです。なので

　　「大丈夫ですよ」

　　「影響は出ないので安心してください」

等とつい言ってしまいそうになりますが、"安全 ＝ 安心"ではありません。私たちは"安全な検査"を提供することはできますし、専門家としてはむしろそれが義務でもありますが、"安心"は提供するものではなく、引き出すものだからです。

　なかには、安全の裏付けとして、畳みかけるように情報提供することで安心を与えようとする人もいますが、そのように情報提供しても受け入れてもらえることはありません。なぜなら、次項で述べますが、人にはいきなり結論を出したり情報提供をしても、伝わらない心理的な理由があるからです。4・1節「カウンセリング対応が必要なパターンと見極め方」で解説した通り、コンサルティング重視の医療被ばく説明であれば結論から話すことは効果的ですが、不安を伴う医療被ばく相談において結論を急がないほうがよいのはこのためです。

　そしてその結論、つまり、検査の被ばくが大丈夫か否かを決めるのは、私たちではなく患者さん自身です。私たちは説得を試みるのではなく、あくまで情報提供をするだけで、**患者さんに自ら大丈夫だと判断してもらい、安心してもらうことが重要**です。

② 話すことに熱中して、患者さんの話を遮ったり、聴くことを疎かにしてしまう

　何度説明しても、いつまでも理解してもらえなければ、つい患者さんの話を否定したり、話を遮って話してしまうことがあります。ですが、自分の話をちゃんと聴いてくれない人との間に、信頼関係が築かれることはまずありません。

　医療被ばく相談では**まず、心を込めて話を聴いて、患者さんと相談対応者の間に信頼関係を築くこと**から始めます。信頼関係ができてはじめて、私たちの話に耳を傾けてくれるようになります。そしてそれが、放射線カウンセリングの第1段階になります（4・5・1項「放射線カウンセリングと進め方」参照）。

　さらに、**患者さんの話を否定せず、不安も疑問も受け止めることが大切**です。

③ 主訴を正確に把握できないまま情報提供する

　質問を受けて、その質問に対して情報提供を始めても、本当に知りたいことや

不安は言葉の裏に隠されていることがあります。それを読み取ろうとせずに説明を始めてしまうと、「あ、この人全然気持ちをわかってくれていない」と、心のシャッターを下ろされてしまいます。こうなると、再び心を開いてもらうのはかなり難しくなってしまいます。

　相談のはじめは、まず話をよく聴きながら、患者さんは何について心配、あるいは不安を抱えているのか、放射線によるどのような影響が心配なのかという主訴を把握するように努めます。

　また、検査そのものの必要性や、有用性が理解できていないといったように、診察において行為の正当化がなされていないような場合は、そもそも医療被ばく相談でないという可能性もあるので、よく聴いて主訴を見分けることが大切です（その場合は医師に正当化の説明を行ってもらう必要があります）。

　逆にいうと、不安を伴う医療被ばく相談において大切なことは
・こちらから結論を出さない
・信頼関係と傾聴が重要である
・主訴を正確に把握し、適切な情報提供を行う
ということになります。

まとめ

- 不安を伴う医療被ばく相談においては、いきなり結論を出すのではなく、まずは信頼関係を築き、主訴を把握することに努める
- 検査そのものの必要性や、有用性が理解できていない場合は、医師に正当化の説明を行ってもらう

4・4　結論から話しても伝わらない理由

では、なぜ結論から話しても伝わらないのでしょうか。
たとえば、どんなに科学的根拠のある話や、確固たる事実を説明しても
　「いや、でも放射線は体に悪いんでしょ？」
　「発がんするって聞いたから」

と言われてしまうことがあります。

　そのように、正しいことを何度説明してもわかってもらえない、という経験は誰にでもあるのではないかと思いますが、実は、その理由にはある二つの心理的要因が関係しています。一つは、"確証バイアス"と呼ばれるもの、もう一つは"心理的リアクタンス"と呼ばれるものです。

4・4・1　確証バイアス

　医療被ばく相談に来られる方、あるいは放射線検査を受けたくないという方は、放射線についてなんらかのレッテルを貼っていることがあります。

　一つの仮説、たとえば「放射線は体に悪い」という仮説（当人は仮説でなく確立された事実だと思っている）を信じた場合、それを立証できるような情報ばかりが目に入ったり、仮説を裏付ける情報のみをインターネット等で検索してしまっていることがあります。これは、認知心理学や社会心理学において、**確証バイアス**と呼ばれるものです。

　確証バイアスとは、認知バイアスの一種で、仮説や信念を検証する際にそれを支持する情報ばかりを集め、反証する情報を無視または集めようとしない傾向のことです。また、その結果として稀な事象の起こる確率を過大評価しがちであることも知られています。これはもちろん、医療被ばくに悩む一部の人だけが持っているものではなく、誰もが持っているものです。

　確証バイアスを示す有名な実験の一つに、ウェイソンの選択課題があります。図4・3のような4枚のカードが示され、「偶数が表に書かれたカードの裏は☆である」という仮説があるとします。この仮説を検証するにはどのカードをひっくり返すべきでしょうか。少し考えてみてください。

　この回答として多いのは「2と☆」あるいは「2」のカードをひっくり返すとい

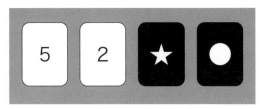

図4・3　ウェイソンの選択課題

うものです。ですが、それは合理的とはいえません。仮説の反例になり得るのは対偶の「偶数が表に書かれていて、かつ裏が☆でないカード」だけなので、その他の組合せは仮説の検証にまったく役に立ちません。したがって「2と○」のカードをひっくり返す、ということがこの課題の正解となります。

しかし、ウェイソンの研究では、正答を導くことができた被験者は10％に満たなかったのです。多くの人がこの問題に誤答した理由は、仮説を支持する情報を得ようとする、または反証する情報を得ようとしなかったためであり、確証バイアスが働いた、ということになります。

つまり、**人は自分の仮説を支持する情報を無意識に集めてしまう**のです。医療被ばく相談に来られる患者さんは、放射線は体に悪いと信じ込み、そういう情報を無意識にかき集めている可能性がある、ということです。

私たちのような専門家は、「医療被ばく相談に来られる方は、放射線のことをよく知らないから怖いんだ」と思ってしまいがちです。もちろんそれも間違いではありませんが、それだけでなく、「怖いものであると決めつけている」から怖いのかもしれません。つまり、こちらから見れば「よく"知らない"」のですが、患者さん自身は「怖いと"知っている"」と思っているかもしれないということです。

このような人に「放射線は怖くない」という意見を押し付けるとどうでしょうか？　絶対聞き入れてもらえませんよね。

むしろ、「この人は私に検査を受けさせたいから、怖くないという意見を押し付けているんだ」と思われかねません。

私たちは、患者さんがこのような確証バイアスの元に、正しい知識を持っていると信じ込んでいる可能性がある、ということを忘れてはいけません。そして、それを真っ向から否定してしまうと、話を受け入れてもらえないばかりか、信頼を損ねてしまうことになります。

まとめ

- 患者さんは確証バイアスを基に、放射線が体に悪いという情報だけをかき集めて、信じている可能性がある
- 反対意見を押し付けることは、信頼を損ねることにつながる

4章 医療被ばく相談とカウンセリング

4・4・2 心理的リアクタンス

　心理的リアクタンスとは何かというと、**自由を制限されると、その自由を取り戻そうとする心理現象**のことです。リアクタンスとは反発、という意味ですが、人は自由を制限されると、自由を取り戻すために反発したくなるのです。

　あなたにも、過去にこんな経験はないでしょうか？

・親に「勉強しなさい！」と言われて、急にやる気をなくす

・「ペンキ塗りたて。触らないで」と書かれているものを見ると触りたくなる

・「これは絶対に今買ったほうがいいですよ！」としつこく言われると買いたくなくなる

・逆に、「この値段なら絶対に買い手がつくので、あなたに無理に買ってもらわなくても大丈夫です」と言われると買いたくなる

　これらは全部、心理的リアクタンスの効果を示したものです。

　これを医療被ばく相談に当てはめるとどうでしょう。

　「今回の被ばくでは影響は出ないくらいの線量なので大丈夫です。問題ありません」

と、こちらが言ったとしても

　「いや、でも大丈夫じゃないって聞いたし……」

　「本当に問題ないんですか？」

と反発されてしまうことはないでしょうか。

　人は他人から押し付けられると、たとえそれが自分にとっていい内容であっても、納得できないことがある、ということです。

　ではどうすればよいかというと、無理に相手を説得するのではなく、患者さん自身に自分で納得して結論を出してもらうのです。人は誰しも、自分で決定したいものです。

　私たちは患者さんが納得のいく結論に達するように、放射線の専門家としてサポートするということが大切です。

まとめ

● 心理的リアクタンスとは、自由を制限されると、自由を取り戻すために反発する心理現象のこと

- 無理に相手を説得するのではなく、患者さん自身で納得して結論を出してもらえるようにサポートするよう努める

4·5 カウンセリングを取り入れた医療被ばく相談の進め方

　では、どうすれば被ばくに関する情報提供を受け入れてもらえるようになるのでしょうか。そこで、いよいよカウンセリングの出番となります。

　カウンセリング、と聞けば、何となく難しそうに感じられるかもしれません。しかし、なにも臨床心理士やプロのカウンセラーのようなカウンセリングができる技法の習得を目指そうというわけではありません。あくまで「カウンセリングの知識を一部取り入れて、医療被ばく相談に活用してみましょう」というだけです。そしてそれだけで、医療被ばく相談は劇的に変わります。

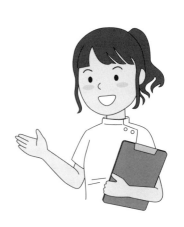

　一部のカウンセリングの知識を活かすこと自体はそれほど難しいことではなく、コツと流れさえわかれば、誰にでも簡単に実践できると私は思っています。

4·5·1　放射線カウンセリングと進め方

　放射線カウンセリングとは、医療被ばく相談にカウンセリング技法を取り入れたものです。カウンセラーが強い不安状態にあるクライエント（相談者）の気持ちに寄り添い、"医療被ばく"ということについて一緒に考えることで、**クライエントが本来持っている自己回復力を引き出す**、というものです。

　カウンセリングは、クライエントとカウンセラーの共通の目標に向かって発展する一連の活動となります。ここでいうクライエントとは、医療被ばく相談に来られた患者さんやその家族のことを指します。また、カウンセラーは相談対応する医療従事者にあたりますが、わかりにくいので、この本ではカウンセラーを対

4章　医療被ばく相談とカウンセリング

応者、クライエントを相談者として説明させてもらいます。

　図4・4は、1・7節「放射線カウンセリングと所要時間」でも示した放射線カウンセリングのプロセスになります。放射線カウンセリングのプロセスは、カウンセリングの理論を元にしたものとなっています。

　どのように進めていくのかというと、まずは、第1段階として、「リレーション作り」、つまり、対応者と相談者の信頼関係を築きます。**リレーション**とは何かというと、こころとこころのつながり、気持ちと気持ちのつながりのことです。

　信頼関係が形成され、ラポール（親和感）が醸成されると、相談者が自分の問題状況について率直になんでも語れるようになります。対応者は全プロセスを通して相談者との信頼関係の維持・促進に努力しなければなりませんが、特に最初の時点で重要となります。

　第2段階は「問題の把握」です。相談者の抱えている問題やその背景を、相談者と対応者がともに理解し、明確化します。

　そして、この問題に相談者がどのように関わっているのかを気付くように援助します。そうすることで、相談者が自分の問題に責任を持ち、自ら解決に向かって行動しようとする意志を持つようになります。

　そして第3段階、「目標の設定」に進みます。ここまで第1段階、第2段階と順調に進んでいると、相談者自身が、自分が今どういう状況にあるのかが見えてきます。この段階では、相談者が「どうなりたいか」を明確に認識し、新たな展望が持てるように援助する目標の段階です。

　放射線について、どういうことが解決すればよいのか、どういう情報を提供すればよいのか、また、相談者が取り組むことは何なのか等、実行可能な目標につ

	第1段階	第2段階	第3段階	第4段階
				目標達成
			目標設定	
	リレーション作り	問題把握		
対応者	傾聴（態度・技法）			
対応者	信頼関係の形成	要約質問	情報提供助言	フィードバック
相談者	不安・混乱怒り等	自分の問題に気付く	新たな展望が持てる	問題の解決

図4・4　放射線カウンセリングのプロセス

いて話し合います。そして、その目標達成に向けて意識を高めます。

第4段階の「目標の達成」では、第3段階で立てた目標を実行します。実行した結果について相談者とともに評価し、カウンセリングの終結について検討します。

相談者の問題が解決できていない場合は、前段階に立ち戻りやり直すことや、他の専門家に紹介することも検討します。

今まで医療被ばく相談が上手くいかなかった、あるいは従来型の医療被ばく相談は、情報提供である第3段階だけを実施している可能性があります。第1段階、第2段階は、第3段階の情報提供や説明を受け入れてもらうための重要な過程となります。

放射線カウンセリングではなぜ、第3段階にいくまでにこのような段階を経なければいけないかというと、不安を伴っている方にいきなり説明をしても、受け入れてもらえないからです。いくら科学的根拠のある情報で噂や不安を払拭しようとしても、確証バイアスで放射線が悪いと信じてしまっている方に

「だけど、体に悪いって聞いたんです」

「でも、何となく怖いんです」

と、心理的リアクタンスで反発されてしまいます。その反発を軽減するためにも、第1段階での信頼関係の形成、第2段階での問題の把握というのが重要になってきます。

そして、それに加えて、もう一つ重要なキーワードとなるのが、すべての段階において必要となる"傾聴"です。

つまり、理想のゴールにたどり着くために鍵となるのは、**第3段階でいかに話を受け入れてもらえるか、そのために、第1段階の信頼関係の形成、第2段階の主訴の把握、そして、一貫して傾聴を行う、ということは非常に重要である**ということです。

第1段階、第2段階の進め方、傾聴については5章「医療被ばく相談時の話の聴き方」で詳しく解説するとして、ここではまずカウンセリングの基礎と技法についてお伝えします。

4章　医療被ばく相談とカウンセリング

4・5・2　カウンセリングとは

　カウンセリングとは何かというと、問題を抱えて相談に来る人（クライエント）と相談を受ける専門家（カウンセラー）が話し合いにより、クライエントが望ましいと思う生き方ができるように、一緒に解決策を探っていくことです。悩み相談やアドバイスとは違って、カウンセラーがクライエントに対して明確な解決策を提案することは原則的になく、カウンセラーはクライエントが自分の根本的な問題に気付き、それを自分で解決できるよう援助します。

　つまり、**カウンセラーはクライエントの悩みや不安を映し出す鏡となり、クライエントが自ら結論を出す**、というのがカウンセリングの原則となります。そこが、"説得して考えを変えさせる"こととの大きな違いとなります。

　医療被ばく相談においては、もちろんカウンセリングするだけでは目的を達成することはできませんし、相談者が自ら結論を出すためにも、専門知識を提供しなければなりません。しかし、専門知識はあくまで情報提供であり、答えを出すのは相談者自身なのです。

　人は誰でも自分の問題を解決していく潜在的な力を持っていて、その力を引き出して問題を解決してしまうのがカウンセリングです。そして、これは来談者中心療法と呼ばれます（詳しくは4・5・4項「来談者中心療法」で解説します）。

まとめ

- カウンセラーはクライエントの悩みや不安を映し出す鏡となり、クライエントが自ら結論を出すことが原則である

4・5・3　医療被ばく相談におけるカウンセリングの効果

　そして、なぜ医療被ばく相談にカウンセリングを取り入れたほうがいいかというと、説明して説得するより、**カウンセリングを用いたほうが医療被ばく相談の目的である「相談者が不安から解き放たれること」**へより近付くことができるからです。

　以前、私は、医療被ばく相談において、従来行われてきた説明重視の対応と、カウンセリングを導入した対応を行った場合、その満足度はどう違ってくるの

80

か、ということについて、定量的な評価を行いました。

その方法としては、放射線業務とは無関係のボランティア 10 名に対して、面談形式の医療被ばく相談を 2 通りの対応で同一者に行いました。2 通りの対応とは、ボランティアからの相談内容に対して、医療被ばくによって起こり得る具体的な影響等の説明や、実際の被ばく線量等の数値を提示し、放射線の専門知識を伝えることを重視するコンサルティングがメインとなる対応（以下、指示法）と、傾聴、受容、共感を主体としたカウンセリング技法を導入し、相談者の不安に寄り添いながら対応し、自ら安全か判断してもらうという対応（以下、カウンセリング法）です。その後、自記式質問紙法を用いて、ボランティアにそれらの対応についての満足度を評価してもらい、その集計を行いました。そして、解析の結果、カウンセリング法に有意に満足度の向上が見られました。

ただ、自分の研究ではあるものの、この研究にはまだ課題も残っていると考えています。

まずは、検証した母数が少ない、ということです。

2 通りの相談対応を比較するには、カウンセラーとクライアントを同一にして 2 通りの相談対応を行う、ということが必要になります。そうすると、一人当たりの検証に非常に時間がかかってしまうため、遠方の人やなかなか会えない人に協力をお願いして、2 通り分対応する時間を一度に確保してもらうのは現実的ではありませんでした。しかし、放射線の知識を持たない一般の人を対象にしたかったので、医療関係者に依頼するわけにはいきません。身近で、2 通りの相談対応を受けてもらう時間を確保できる人、かつ医療従事者以外という条件のもとで、研究期間内に多くの協力者を確保することは大変困難でした。ですが、これに関しては私の努力不足ですので、追加研究が必要なところだと思っています。

もう一点は、この研究の相談対応役は私自身が実施したのですが、そのためにこの研究自体にバイアスがかかっている可能性があるということです。どういうことかというと、私自身が日本放射線カウンセリング学会に所属しているので、「カウンセリング法の満足度が高くなるかもしれない」という確証バイアスを持って実験している可能性がある、ということです。

もちろん、検証するときは中立の観点で対応するように気を付けてはいます。ですが、いくら気を付けてもかかってしまうのがバイアスなので、その影響をまったく受けていないか、というと、わからないとしか言えないのが正直なとこ

ろです。

　上記のような問題、つまり、研究対象の母数を増やすことが困難で、実験者が直接検証するとバイアスがかかってしまう、ということから、カウンセリングの効果を定量的に評価するのは本来非常に難しいことであるといえます。

　ただ、この研究には課題が残っているものの、**カウンセリングは医療被ばく相談に有効である**、という可能性は十分に示すことはできたのではないかと思っています。それは、カウンセリング法のほうが満足度は高かった、というのもありますが、そう思った根拠はもう一点あります。それは、アンケートのフリーコメント欄に寄せられた意見です。それぞれの対応法について、次のようなことが書かれていました。

＜指示法について＞

・事務的な説明に感じた

・放射線に対しての知識だけを説明され、納得せざるを得ない状況であった

・伝えたいことが伝わらず、余計に不安に感じた

＜カウンセリング法について＞

・自分が不安に思っている内容を理解してくれた

・ちゃんと聞いてくれているな、と感じた

・放射線について詳しくはわからなくても、心配なことをわかってもらえたことが一番で、心配事や知りたいことがわかり、納得できた

・自分の中の不安が理解できたような気がした

　私はこれを読んだとき、カウンセリング法のほうに書かれたコメントが、カウンセリングの効果を端的に表してくれていることに驚きました。

　「不安や心配事を理解してもらえた」「自分の中の不安が理解できた」という声は、正にカウンセリングの効果を示しています。何に不安を持っているかは、実は相談者自身も把握できていないということがありますが、それを鏡のように映し出すのがカウンセラーの役割だからです。

　もう一つ気になったのは、指示法に関することです。「伝えたいことが伝わらず、余計に不安に感じた」とありますが、これは、いくら正しいことを説明しても、相談者の伝えたいことが伝わらないと、かえって不安をあおってしまう可能性があるということです。このような状況では、医療被ばく相談の目的を達成することはできません。

4・5　カウンセリングを取り入れた医療被ばく相談の進め方

　私は自分のこの研究で、医療被ばく相談におけるカウンセリングの有用性が確実に証明できた、と断言するつもりはありません。しかし、医療被ばく相談の理想のゴールにたどり着く、その確率を上げるための一つのツールとして、カウンセリングを学んでおく意味は十分にある、ということはいえるのではないでしょうか。

まとめ

- 医療被ばく相談にカウンセリング技法を用いると、医療被ばく相談の目的である「相談者である患者さんが不安から解き放たれること」へより近付くことができる

4・5・4　来談者中心療法

　近年"カウンセリング"と呼ばれるものは、ほとんどが来談者中心療法となっています。

　来談者中心療法とは、1940 年代にアメリカの心理学者カール・ロジャーズが創始した心理療法です。

　「他の生物と同じように人間には、自らを維持し、強化する方向に自分自身を発展させようとする自己成長力が備わっている」

とし、クライエントに内在している自律性、自己実現への傾向やよくなる力を信頼し、助言や指示ではなく、クライエントの話を聴く技法を重視したものです。一つ具体例を挙げます。

　家に帰ると、子供の元気がありません。何があったか聞いてみると

　　「今日、宿題を忘れて、みんなの前で先生に怒られちゃったんだ」

という話をしてきたとします。そのとき

　　「そんなの、宿題を忘れたんなら怒られて当たり前でしょ」

　　「宿題は家に帰ったらすぐやりなさい、っていつも言ってるだろ」

等と叱ってしまうとどうなるでしょうか。たぶん、子供からすれば先生に怒られたのも悲しければ、その話を親にするのもつらかったでしょうに、このように責められてしまうと、余計に悲しくなりますよね。でもそんなとき

　　「そうだったんだ。みんなの前で怒られるなんて、それはつらかったね」

83

と、気持ちに共感してもらえたらどうでしょうか。子供の心は安らぎますよね。

この返事はアドバイスにはなっていませんが、確実に効果はあります。つらかった気持ちをわかってもらえた子供は

「もうあんなふうに怒られたら嫌だし、今度からは宿題を忘れないようにしよう」

と、自ら解決策を見つけ出すものですが、この「それはつらかったね」という言葉掛けこそが、来談者中心療法なのです。

でも、医療被ばく相談においても、相談者である患者さんが自分の内在する力で問題を解決できる、って、実際のところそんなイメージは湧きにくいですよね？　放射線のことがわからない、または医療被ばくの影響を心配しているから不安になっているのに、放射線の知識を持っていない相談者に最終的な判断をしてもらってもいいの？　と思われる方もおられると思います。

医療被ばく相談において、もちろん情報提供は必須ですし、どのように伝えるか、伝え方も内容も重要です。ですが、問題解決のために一番大切なことは、**相談者の思い込みを否定することでも、アドバイスしたり正確な知識を伝えることでもなく、ただ話を聴いて共感することである**、ということです。

私の研究において得られたコメントに「放射線について詳しくはわからなくても、心配なことをわかってもらえたことが一番で、心配事や知りたいことがわかり、納得できた」とあったのは、そういうことからであると考えられます。

まとめ

- 人は誰でも自分の問題を解決していく潜在的な力を持っている
- 問題解決のために一番大切なことは、話を聴いて共感すること

4・5・5　自己概念の変容

そしてもう一つ、ロジャーズが提唱した定義で重要なものがあります。

それは、**自己概念の変容**というものです。

聞き慣れない言葉で抵抗を感じられるかもしれませんが、ここを理解しておくと、なぜ相談者が医療被ばくしたことによって混乱し、不安な状態になっているのか、また、なぜ説得では不安が解消しないか、ということを理解していただき

4・5 カウンセリングを取り入れた医療被ばく相談の進め方

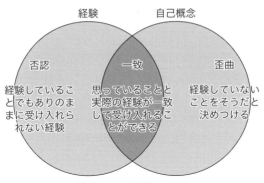

図 4・5 自己概念の変容

やすくなると思います。

　まず、自己概念とは何かというと、自分自身の今までの経験や認識してきた事柄によって形成される枠組みのことです。放射線でいうと、放射線や被ばくに対する知識、イメージです。この自己概念と実際の経験がずれてしまうと、自分の本当の経験に対する嫌悪や拒否、そして混乱や不安、緊張が高まり、不安定な状態になります（図4・5）。

　否認とは、本当は経験していることでもありのままに受け入れられない部分で、歪曲とは、本当は経験していないことをそうだと決めつけるいわゆる「思い込み」の部分となります。

　これを、放射線の専門家である私たちと、一般の方に例えて説明します。

　たとえば、我々専門家と一般の方の両者が、胸部のX線撮影検査を受けたとします。経験はともに胸部の撮影を受けたことになります。胸部撮影の被ばくは、身体に影響を及ぼさないレベルですよね。

　そして自己概念は、放射線に対する知識やイメージなので、診療放射線技師ならば被ばくの身体的影響は問題ない、という認識ということになります。そうすると、自己の認識と経験はほぼ一致しているので、自己概念の変容は図4・6の左のようになり、一致している面積が広いほど、悩みのない健全な状態といえます。

　一方、医療被ばくに悩む方のように、被ばくした経験に対して間違った思い込みをしていると、図4・6の右のように実際に被ばくしたという経験のうち、受け入れられる部分は僅かしかないことになります。これだと非常に不安定な状態であり、悩みを抱えている状態であるといえます。

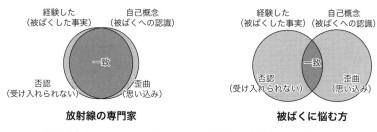

図4·6　放射線の専門家と医療被ばくに悩む方の自己概念の変容

　そこで私たちが医療被ばくに悩む方に、頑張って医療被ばくの説明をし、説得することで相談者の経験に自己概念を無理やり重ねようとすると、どうなるでしょうか？
　実は、**自己概念はその字のごとく自己の概念なので、他者が変えることはできません**。なので、説明中は一見落ち着いて安定状態になり、自己概念と経験が重なったように見えたとしても、説明が終わって相談者が一人になると、経験と自己概念は次第に離れてしまうのです。
　この二つの円を重ねて経験を受け入れられる、一致する面積を増やしていくためには、本人が自らの力で考えや思い込みを変えることで、経験を受け入れてもらわなければなりません。私たちにできるのは、その相手が持つ、思いを変える力を引き出すサポートをすることだけ、ということになります。

> **まとめ**
> - 経験と自己概念が離れれば離れるほど、精神的に不安定になる
> - 経験と自己概念は他者が無理やり重ねることはできないため、本人が自らの力で思い込みを変える必要がある

4·5·6　カウンセラーの基本的態度

　カウンセリングを行う際に、知っておいていただきたいことがもう一つあります。それは、カウンセラーの基本的態度といわれるものです。
　カウンセラーの役割として、「クライエントが自己成長の力を発揮できる手助けをする」ために、ロジャーズはカウンセラーの基本的態度として、次の三つを

挙げています。

● 自己一致（純粋性）

誠実で実直であることです。カウンセラーがうわべを飾ったり、みせかけの態度ではなく、ありのままの自分であるとき、クライエントとの真の援助関係が成り立ちます。

たとえば、クライエントとの会話のなかでわからないことや疑問に思うことがあった場合でも、わかったふりをせずに、クライエントにその旨を伝えて詳しく聴き直す等、カウンセラーが偽りのない態度でいることです。

● 無条件の肯定的配慮（受容）

相手をそのまま受け止めることです。どんな相手であっても、あるいはその人の考え方や行動が容認できなくても、選択したり、評価することなく、すべてを受け止めます。

受容という態度の奥には、クライエントを一人の人間として、心から大切にし、尊重するという人間観があります。ただし、クライエントのすべての行為や要求等を価値的・道徳的に正しいと認め、評価するものではありません。

● 共感的理解（共感）

相手の見方、感じ方、考え方を、その人の身になり立場になって、見たり、感じたり、考えたりすることです。

ロジャーズによれば、「クライエントの私的な世界を、あたかも自分自身のものであるかのように感じ取る」ことです。

「あたかも」というように、クライエントの世界に入り込み、本人と同じように感じ取りながらも、カウンセラーは決して怒りや混乱等に巻き込まれず、平静で客観的でなくてはなりません。つまり、カウンセラーはありのままの自分で、相手をそのまま受け止め、相手の考え方、感じ方をその人の立場になって考え、共感するという態度でいなくてはいけません。

言葉でいうのは簡単ですが、これを実行するのはなかなか難しいですよね。大事なことは、**相手を大切にし、相手を尊重している態度**であり、それこそが、ロジャーズがカウンセラーに求めている態度なのだと思います。

そしてその態度が、クライエント、つまり相談者との信頼関係を築くことにつながるということではないでしょうか。

4章　医療被ばく相談とカウンセリング

まとめ

- カウンセラーはありのままの自分で、相手をそのまま受け止め、相手の考え方、感じ方をその人の立場になって考え、共感すること
- 相手を尊重することが、信頼関係を築くことにつながる

4・5・7　相談者が沈黙した場合

相談対応していると、相談者は途中で話すのをやめ、沈黙することがあります。

カウンセリングに慣れていない方は、相談中に沈黙されると落ち着かず、その気まずさから何かしら話をつなごうとします。そして、つい不用意な言葉でその間を埋めようとします。しかし、そこで対応者が多弁になってしまうと、相談者に関する重要な情報が引き出せないことがあります。

カウンセリングにおける沈黙には次のような意味があります。

- **沈黙の意味**

① 自分を語ることへの抵抗、ためらい、不安、迷い等、否定的、消極的な気持ちの表れ
② 胸にためていた思いを吐き出してほっとしている安堵感
③ 自分の考え、感情等を探索しているような肯定的、積極的な気持ち
④ 自分を理解してくれないカウンセラーへの不満、怒り、反発、不信感

カウンセラーは、沈黙の気まずさや不安な気持ちから、急いで沈黙を破ってはいけません。沈黙の後にクライエントから発せられる言葉は、洞察が一歩深まったものであることが多いからです。沈黙はなるべく破らず、見守り、沈黙を破ったときの相談者の言葉に耳を傾けるようにしてください。

まとめ

- 沈黙により、クライエント（相談者）は洞察を深めている可能性がある
- 気まずいからとこちらが多弁になるのではなく、待つことも重要である

4·5·8 相談対応時の座る位置の心理的効果

ここまで、カウンセリングの理論についてお伝えしてきました。

これらの理論や技法は、理解や習得するのに時間がかかることもありますが、これから紹介することは、相談対応をするにあたって、明日からすぐに実践できることになります。

それは、座る位置を意識することです。医療被ばく相談を行うにあたって、相談者と対応者の座る位置は重要なポイントになります。

図4·7の三つの座り方のうち、相談対応時はどの座り方が望ましいと思いますか？

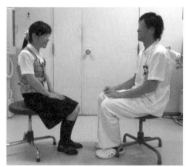
① 相談者と正面で向かい合う

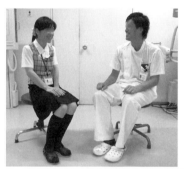
② 相談者とはす向かい（約90度の位置）で座る

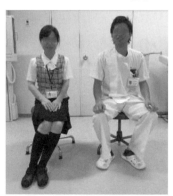
③ 相談者と隣り合って座る

図4·7　相談対応時の座り方

正解は②のはす向かい（およそ90度の位置）で座る、となります。なぜそうなるのでしょうか？

①のように正面で向かい合うと、視線の逃げ場がないため、頻繁に視線があって緊張度が高まります。これは面接や、説教等で使用するポジションとなり、これでは良好な関係を築くのが難しいでしょう。

では、③の隣り合って座る、はどうでしょうか？　隣に座れば、相談者は視線のプレッシャーから解放されます。しかし、このポジションは恋人同士等の心理的距離が短い人同士に適したものです。**パーソナルスペース**に立ち入られた感じになり、落ち着かなくなります（パーソナルスペースとは、他人に侵入されると不快に感じる空間のことです）。また、隣だと相談者の表情等が確認できなくなります。

そこで、②のはす向かいで座る、が適切となります。はす向かいとは斜め前のことであり、およそ90度の位置に座ることを指します。こちらは必要に応じて視線を合わせたり、逸らしたりすることが可能です。視線のプレッシャーを感じることが少なく、パーソナルスペースを過度に侵害されることもありません。

カウンセリングは、相談者がリラックスして話をできる環境を整えることから始まります。座る場所を少し工夫するだけで親密度がぐっと増し、カウンセリングの効果が上がるのです。

では、相談対応した場所に動かせる座椅子がなく、長椅子である場合はどうすればよいでしょうか。

長椅子の場合は、右の写真のように少し間隔を空けて隣へ座り、少し相談者の

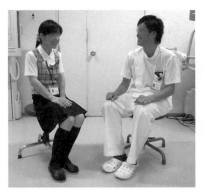 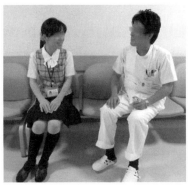

図4・8　長椅子の場合の座り方

ほうへ体を向けて座ると、およそ 90 度で座るのと同じ効果が得られます。しかし長椅子は相談者の横に座ることになるので、パーソナルスペースに入らないように注意してください。

まとめ

- 相談対応時には、座る位置も重要
- はす向かい（約 90 度の位置）に座るように意識することで、相談者にリラックスして話をしてもらうことができる

参考文献

- 渡辺浪二 他編著『心理学入門』おうふう、2009
- 首相官邸『福島県産の食品の安全性について』、首相官邸 HP
- P. Bennett & K. Caiman（Eds）『Risk Communication and Public Health』Oxford University Press, 1999
- 箱田裕司 他『認知心理学』有斐閣、2010
- D. Kahneman『ファスト＆スロー あなたの意志はどのように決まるか？ 下巻』早川書房、2014
- 森敏昭 他『認知心理学』サイエンス社
- 植木理恵『シロクマのことだけは考えるな！―人生が急にオモシロくなる心理術』新潮文庫
- 日本放射線カウンセリング学会『放射線カウンセリング・ステップ ONE』日本放射線技師会出版会
- 社団法人日本産業カウンセラー協会『産業カウンセリング 産業カウンセラー養成講座テキスト 改訂第 5 版』日本産業カウンセラー協会、2005
- 諸富祥彦『新しいカウンセリングの技法―カウンセリングのプロセスと具体的な進め方』誠信書房、2014
- 小松裕司「カウンセリング技法を導入した医療被ばく相談に関する検討」『日本放射線カウンセリング学会機関誌 Vol.10 No.1』2013
- 小林香緒利・五十嵐博「放射線被ばく相談に必要な傾聴のスキルについて」『日本診療放射線技師会誌 2021. Vol.68 no.823』2021

5章

医療被ばく相談時の話の聴き方

　前章までは医療被ばく相談に必要な放射線の基礎知識、カウンセリングの基礎について述べてきました。

　しかし、いくら放射線や被ばくに関する知識があって、カウンセリングの理論や意義がわかっていても、話の聴き方次第では、それらを活かしきることはできません。なぜなら、心を込めて話を聴くことができなければ、信頼関係を築くことも、主訴を把握することもできず、適切な情報提供ができないからです。話の聴き方一つで、医療被ばく相談の結果が決まるといっても過言ではありません。

　ここでは心を込めて話を聴く **"傾聴"** を軸に、話を聴くにあたってのポイントをお伝えしていきます。傾聴は、対人関係の向上にも役に立つスキルであり、本章は医療被ばく相談以外でも一番活用していただけるのではないかと思います。

5・1　信頼関係の重要性と築き方

5・1・1　相談における信頼関係の重要性

　傾聴の話をする前に、信頼関係について考えてみたいと思います。

　カウンセリングの言葉で、リレーション作り、というのがあります。**リレーション作りは、放射線カウンセリングの第1段階となるもの**です。

　リレーションとは、心と心のつながり、気持ちと気持ちのつながりのことですが、これを対応する私たち側からいうと、「この人とは安心して話ができる」と感じることができる "場" を提供することです。

一般的に相談を受けるにあたって、相手との信頼関係を築くことが何より大切だ、ということは理解してもらいやすいかもしれませんが、これはもちろん医療被ばく相談にも当てはまります。そんなことをいうと

　　医療被ばく相談は、不安なことを聞いてそれに答えたらいいだけじゃなかったの？

　　そもそも、病院のスタッフで白衣を着ているだけで、ある程度の信頼はあるよね？

　　ほぼ初対面なのに、信頼関係を築くなんて無理じゃないか

と思われる方も、なかにはおられるかもしれません。

　ですが、やはり医療被ばく相談において信頼関係は非常に大切です。不安なことを聴いてそれに答えればいい、といっても、不安なことの内容も、信頼関係がないと話してくれることはありません。また、病院のスタッフなら信用できる、というのはあくまで「一定の知識を持っている」という面を信用されているのであって、自分たちの内面を信じてもらっているわけではないので、そこを過信してはいけません。**相談者（患者さんやその家族）にとって「自分の心に寄り添ってくれるかどうか」ということは何より重要なのです。**

　しかし、医療被ばく相談の場合、定期検査や放射線治療等で何度も接したことがある患者さんなら別ですが、相談者とはほとんどが初対面か、多くても数回程度しか会ったことがないため、信頼関係を築くことは難しいと感じられる方もおられるかと思います。

　でも、だからこそ、**出会ったときに信頼関係を築ける土台を作っておくことと、短い相談時間のなかでも信頼関係を形成していけるような話の聴き方が重要になってくるのです。**

　どういうことか、一つ例をお示ししたいと思います。

　一度、医療の現場から離れて考えてみましょう。たとえば、あなたはあなたの恋人とトラブルがあったとします。具体的に考えてみるために、あなたとの貯金を勝手に使い込んでいたとしましょう。あなたはそれが許せなくて、このまま交際を続けていいものか悩んでいます。そこで

　　「恋人が二人で貯めたお金使い込んじゃって……どうしたらいいかな？」

と、AさんとBさんに相談しました。Aさんには

　　「あー。お金にルーズな人はダメだね。絶対やめたほうがいいよ。そんな人

と早く別れてもっと他にいい人探しなよ」

と言われました。Bさんには

　「え……、そうだったんだ。それはつらかったね。信じていた人に裏切られ
　るのは、本当に悲しいよね」

と言われたので

　「そうだね……。Bさんは、どうしたらいいと思う？」

と尋ね返してみると

　「今までの思い出もあるし、恋人のいいところもいっぱい知っているだろう
　し、なかなか簡単に別れられないよね……。でも、お金にルーズな人はよく
　ないし、それほど勝手に使われてしまったんなら、自分なら耐えられないか
　も。難しいね」

　さて、どう思われましたか？　あくまで条件を揃えるために、Aさん、Bさん
ともに意見は同じで「別れたほうがいい」と感じているという設定にしました。

　しかし、Aさんの回答を受けたら、どう思いますか？　恋人のこともよく知ら
ないくせに、失礼だなあ、と思いませんか？　自分の気持ちを考えてくれずに発
言するような人の話は響かないし、信頼できないですよね。仮に別れたほうがい
いと思っていたとしても、私ならむしろ別れたくなくなってしまうかもしれませ
ん。

　対してBさんはどうでしょう。Bさんなら、自分の気持ちを理解してもらえ
た、と思いませんか？　自分の気持ちを理解した上で出してくれた結論は、受け
入れやすいのです。

　そして、ここでもう一つわかることは、**人は話し方においても、信用できるか
できないかを判断している**ということです。

　つまり、話を受け入れてもらうには信頼関係が必要ですが、信頼関係は話の聴
き方で形成することができるのです。初対面同然の相手でも、限られた時間のな
かで信頼関係を築き、相談者の気持ちにできる限り寄り添うことが、話や情報提
供を受け入れてもらえる近道となります。

> **まとめ**
> ● 話を受け入れてもらうには信頼関係が必要
> ● 信頼関係は話の聴き方で形成できる

5·1·2 リレーションを形成するには

　話を受け入れてもらうには信頼関係、**リレーション**作りが必要ということでした。では、リレーションはどのように作るとよいのでしょうか。リレーションは、傾聴することでじっくり話をしながら形成していくことが可能ですが、一番の理想は、**話を聴く前に信頼できる環境を整えつつ、話を聴きながらも築き続ける**、ということになります。

　信頼し、安心して話せる環境の条件の一つに、**守秘義務**があります。「この人に話しても誰にも話が漏れない」という守秘義務があるからこそ信頼関係ができ、相談者も安心してすべてを話すことができます。また、そういう守秘義務を遵守するためにも、医療被ばく相談を受ける際は、可能であれば個室か、人があまり出入りしない場所で話すほうが望ましいです。

　そして、話を聴くときは、医療被ばく相談を受けた対応者が「話を最後まで聴こう」「相手を理解しよう」「相手を認めよう」「気持ちを支持しよう」という積極的な尊重の気持ちをしっかりと持ち、それを態度で表現することから信頼関係が形成されます。

　話を聴くときは、3·5·6節「カウンセラーの基本的態度」でお伝えした態度でいることも、信頼関係を築くためには欠かせないといえます。

> **まとめ**
> ● 信頼関係は、話を聴く前に信頼できる環境を整えつつ、話を聴きながらも築き続ける
> ● 守秘義務が守られた環境で、相手を積極的に尊重する気持ちを持ちながら、話を聴く態度でそれを表現すること

5・1・3 メラビアンの法則

話し方が信頼関係に影響を与えかねないコミュニケーションの法則の一つに、**メラビアンの法則**というものがあります。これは有名な法則ですが、非常に誤って使われることの多い法則でもあります。

よく誤用される例としては、第一印象において、言葉、聴覚、視覚のなかで何を優先されるかというときに、第一印象では言葉はたった7％しか影響を与えず、聴覚、視覚情報のほうが優先度は高いので、言っている内容はさほど重要ではなく、第一印象は見た目や話し方に気を付けたほうがいいですよ、というように説明されることがあります。

ですが、それは誤解です。正しくは、**感情や態度について矛盾したメッセージが発せられたとき、人はどの情報を優先するか**、ということを調べたもので、アメリカの心理学者アルバート・メラビアンが1971年に提唱したものです（図5・1）。

どういうことかというと、相談者に「大丈夫ですか？」と問いかけるとき、心配そうに言うのが普通だと思いますが、それがもしも不機嫌な表情で、低いトーンで言ったらどう思われるでしょうか？　そんなことをしたら、「別に心配なんかしてないくせに」と思われてしまう可能性がありますよね。

あくまでも感情や態度、すなわち、好悪の感情のメッセージを扱った場合に、言葉と態度が矛盾しているときには"言語 ＜ 聴覚 ＜ 視覚"が成立してしまいます。

つまり、言葉と視覚、聴覚が一致していないときは、受け取り手は言葉の内容よりも、視覚から得られる情報を優先してしまう、ということです。

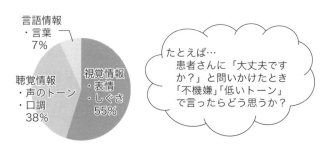

矛盾のなかでは 言葉＜聴覚＜**視覚** が成立する

図5・1　メラビアンの法則

口先だけでどんなにいいことを言ったり、心配しているように装っても、口ぶりや表情等の非言語的コミュニケーションが発せられた言葉と一致していなければ、人の心には響かないのです。そんなことをしていては、相談者と信頼関係を築くことはまず不可能です。

感情を正確に伝えたければ、話しぶりや表情を、話す内容と一致させるようにする必要があります。感情を正確に伝えることができなければ、相談者に不快感を与えてしまい、信頼を損ねてしまうことにつながります。

まとめ

- 感情を伴う言葉と態度が矛盾しているときには "言語 < 聴覚 < 視覚" が成立する
- 感情を正確に伝えるには、話しぶりや表情を、話す内容と一致させること

5・2　傾聴の意義と効果

では、いよいよ傾聴の話に進みたいと思います。

傾聴は、簡単にいうと "心を込めて、よく話を聴く" ということです。

「話を聴くくらいなら誰でもできそう」とか、「人の話なんて日常的に聴いているし、自分は何となくできているんじゃないか」と思われる方もおられるかもしれませんし、実際、話を聴くことに強烈な問題意識を持っている方はそれほどおられないのではないかと思います。

しかし、"傾聴" と一言でいっても、奥は深く、実際に傾聴をしてみようとするとなかなか難しいことがわかってもらえると思います。

医療被ばく相談は不安や悩みに寄り添うことが大切です。ですが、不安や悩みの中身がわからなければ、寄り添うことはできません。そして、信頼できない人に不安は見せないため、そこを聞き出すには信頼関係を築かなければなりませんが、傾聴の姿勢で話を聴くと信頼関係が築かれ、不安や悩みを引き出すことができるようになるのです。

5·2·1 傾聴とは

では、傾聴とは、具体的にどういう話のきき方を指すのでしょうか。

「きく」と一言でいっても、「きく」には「訊く」「聞く」「聴く」の3通りの漢字をあてることができ、それぞれ違う意味を持っています。

●訊く（ask）

尋ねる、問う、責める等の意味があり、訊き手が必要としていることを相手に質問して答えを要求することです。

●聞く（hear）

聞こえる、聞いて知る、声が耳に入る等、音声等を耳で感じ取ることで、受動的で意識をしなくても自然に耳に入ってくることです。聞き手は、都合のよい部分だけを主に聞き取る場合もあります。

●聴く（listen）

聴こうと努力する、心を込めて聴く等、相手を理解しようとする聴き方で、積極的に意識して耳を傾けるという意味があります。聴く側が、話し手に積極的な関心を示しています。

傾聴は、英語では、active listening といい、自分が訊きたいことを訊くのではなく、**相手が話したいこと、伝えたいことを、受容・共感的な態度で真摯に「聴く」行為**と言えます。

まとめ
- 傾聴は自分が訊きたいことを訊くのではなく、相手が話したいこと、伝えたいことを、受容・共感的な態度で真摯に「聴く」行為である

5·2·2 傾聴の効果

傾聴の基本態度は、4·5·6項「カウンセラーの基本的態度」で示したように、対応者が「純粋性」を保ちながら相談者の話を「聴き」、「共感」し、「受容」することです。

先入観を持たずに相談者の気持ちになり、教えていただく、聴かせていただくという姿勢で対応します。それにより以下のような効果がもたらされると言われ

ています。

① 信頼関係の形成

まず、共感的に傾聴を行うと、相談者はこちら側に対して、信頼感を抱きます。自分を理解してくれている存在を感じ、不安や悩みを分かち合える人がいるという安心感を持つことができます。この雰囲気のなかで、お互いの信頼関係を築いていきます。

② カタルシス効果

傾聴によって安心感を持った相談者が、話すことが促進されると、胸のうちにたまっていたものを吐き出すことができ、スッキリします。これをカタルシス（浄化）効果といいます。カタルシス効果は相談者にゆとりや冷静さをもたらし、物事を客観的に見られるようになります。

③ 自己受容の促進

対応者が自分に関心を示し、受容してくれると、それまで自己否定的になっていた相談者でも自分を受け入れられるようになります。自分の経験を素直に見つめて、自分の解決すべき問題を捉えます。

④ 自己理解の促進

相談者の話を注意深く聴き、応答すると、相談者も自分の言っていることを客観的に捉えられることができるようになり、今まで気付かなかった新しい自分にも出会えるようになります。

⑤ 変容への展開

相談者は自己受容が進むにつれて、自分の経験を素直に見つめ、自己防衛的態度を捨てるようになります。そして、自分の解決すべき問題を捉え、その結果、行動変容への展開が図られるようになります。

つまり、傾聴によって、信頼関係が形成されて安心感を得た相談者は、心のうちを話してくれるようになります。気持ちをすべて吐き出すことで心が落ち着き、自分を受け入れて自分の問題に気付くと、どのようにしていくかを前向きに考えていけるようになります。

まとめ

- 傾聴することで、相談者と対応者間の信頼関係が形成されると、相談者は何でも話せるようになり、気持ちを落ち着かせることができる

- 相談者の自己の受容、自己の理解が進むと、行動変容への展開が図られるようになる

5・3 傾聴技法

では、傾聴とは実際にどのように行っていくのでしょうか。

実際に話を聴く際の具体的な傾聴技法について、日本産業カウンセラー協会の『産業カウンセリング 産業カウンセラー養成テキスト』を参考にしながら、ある一つの医療被ばく相談の例をベースにして、一つずつ解説していきます。

5・3・1 雰囲気作り

図5・2の相談者は、子供がCT検査を受けて、その被ばくに対して心配している母親とします。

相談者が相談に来られたらまず、「あなたとともにいます」ということを態度で表します。どういうことかというと、視線は凝視しすぎず、自然に視線を相談者に向けるようにします。そして、リラックスして、姿勢はやや前傾をとります。腕組みや貧乏ゆすり等をしてしまわないように注意してください。

また、話を聴くときの座り方ひとつでも印象が違います。図5・3と図5・4を見てください。「この人なら自分の話を聴いてくれそう」「この人なら何を話しても

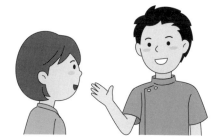

「あなたとともにいます」ということを態度で表す

図5・2 雰囲気作り

大丈夫」「この人に聴いて欲しい」と思わせるのはどちらの座り方でしょうか？
　図5・4のように、座り方に積極性な姿勢を感じると、安心して自由に話ができますよね。逆に図5・3は、「ちゃんと聴いてくれるのかな？」という不信感を与えかねません。
　そして話を聴いている間、表情は相談者に合わせます。相談者が楽しい話をしているときには楽しそうに、悲しい、つらいことを話しているときはしんみりと、という感じで相談者の気持ちに合わせるということです。
　ですが、ときに人はつらい話を笑いながらすることがあります。そんなときには、相談者が笑っているからといって自分も一緒に笑わないように注意します。もしそんなときにもし笑ってしまったら、「気持ちをわかってもらえていない」という印象を与えてしまうかもしれません。

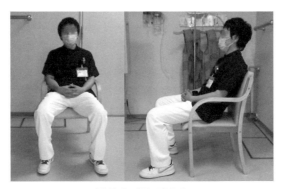

図5・3　悪い座り方

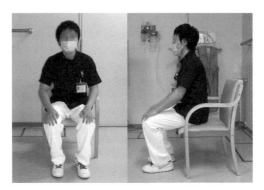

図5・4　良い座り方

注意を払って相談者の話をよく聴き、気持ちを感じ取ることが大切です。

> **まとめ**
> - 相談に来られたらまず、あなたとともにいますということを態度で表す
> - 話を聴いている間の表情は、相談者に合わせる

5・3・2 簡単受容

　相談者の話や表現等を、否定、批判等をせずに聴き、また、そうしていることを相談者にもわかるように、うなずきや相槌、その他の言語的、非言語的な表現をすることによって伝える技法です。この技法は、日常会話でもほとんどの方が1日に何度も無意識に行っています。

　相談対応している際は、相談者に伝わるように意識して「うなずき」や「相槌」を表現することが大切です。

　相槌を打つ際は、「はい……、はい……」「うん……、うん……」「〜なんですね」「なるほど」等相談者を肯定する言葉を使ってください。

　「〜なんですか」は肯定的に相槌を打っているつもりでも、相手によっては「そうなんですか？（本当なんですか？）」ととらえて、対応者が自分の言っていることを疑っていると誤解されてしまう可能性があるため、使わないほうが無難です。

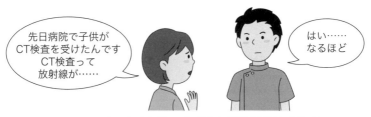

しっかりと聴いているという態度が伝わりやすい

図5・5　簡単受容

> **まとめ**
> - 相談対応している際は、相談者に伝わるように意識して「うなずき」や「相槌」を表現する
> - 相槌を打つ際は、相談者を肯定する言葉を使う

5・3・3 伝え返し

　伝え返しとは、**相談者が語る言葉のなかで重要だと思われる言葉を対応者が伝え返す技法**で、「事柄」に対するもの、「感情」に対するもの、そして「意味」に対するものがあります。ただ単に繰り返すのではなく、相談者の話を正確に捉え、キーワードを中心に伝え返すことにより、**対応者が理解した内容を相談者へ伝え、正しく理解できているのかを確認する**ことができます。

- **事柄への応答**

　話のキーポイントとなる事柄を正確に、かつ簡潔に伝え返すことです。相談者が自身の経験について正確に伝えたいと思っている場合には特に重要です。

- **感情への応答**

　相談者の感情的な表現を伝え返すことです。感情に対する伝え返しは相談者の気持ちや感情に関する言葉を捉え、相談者の思いを理解するために重要な応答で、傾聴において中心となる対応です。

　対応者が感じ取った感情を伝え返すことで、相談者は「わかってもらえた」と安心感を持つことができ、自分の感情にも気付くことができます。

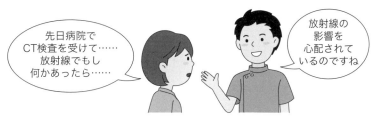

話のキーポイントとなる行動や感情を伝え返す

図5・6　伝え返し

5章　医療被ばく相談時の話の聴き方

● 意味への応答

　事柄と感情を結びつけて伝え返すことです。相談者がまだ明確に言葉にできていない感情や、非言語的な態度に表れている感情をできる限り明確な言葉にして、話のなかの事柄と感情を結び付けて伝え返します。

　相談者が対応者の応答に「はい、そうなんです」と返答された場合は、相談者を正しく理解していることが確認できます。

　しかし、「いえ、そうではなくて〜なんですよ」という返答の場合は、対応者に正しく理解してほしいという相談者の気持ちの表れだということを理解する必要があります。

　では、伝え返しの例として、図5・6の人たちのやり取りを提示します。相談者の下線部分がキーワードとなっています。

相談者：目を離したときに<u>うちの子</u>がテーブルで頭をぶつけてしまって、病院に行ったら先生が念のためにということで、<u>CT 検査</u>を受けることになったんです。

対応者：お子さんが頭部の CT 検査を受けられたのですね（事柄への応答）。

相談者：CT 検査って放射線でしょ？　子供に放射線が当たって何かあったらと思うと、<u>とても心配なんです</u>。

対応者：放射線の影響をご心配なさっているのですね（感情への応答）。

　　　　　※ または、まとめて伝え返すと以下のようになります。

対応者：CT 検査の放射線で、お子さんに何か影響があったらと不安になり、ご心配されているのですね（意味への応答）。

まとめ

- 伝え返しとは、相談者が語る言葉のなかで重要だと思われる言葉を対応者が伝え返す技法のこと
- 伝え返すことにより、対応者が相談者を正しく理解できているのかを確認することができる

5・3・4　閉ざされた質問と開かれた質問

　閉ざされた質問と開かれた質問は、**相談者の語りや表現を促進させ、対応者の**

理解を深めるために使われる技法で、相談者の話のなかでより悩みの本質を知るために行うものです。

閉ざされた質問とは何かというと、「はい」か「いいえ」でしか答えられないような質問です。たとえば

> お子さん自身への影響ですか？
> 次世代への遺伝的な影響ですか？
> 発がんですか？
> 発育遅延等ですか？
> 身体への影響ですか？

といったような質問です。

閉ざされた質問はピンポイントで情報を得たいときには有効なのですが、多用し過ぎると対応者の思い込んだ方向へ誘導してしまう危険性や、相談者が話したいことを話せなくなり、イライラさせてしまう可能性があります。

一方、開かれた質問とは「それは具体的にはどのような影響ですか？」といったように、相談者に感情や、考え等を自由に語ってもらう質問のことです。たとえば、図5・8のように「それは具体的にはどのような影響ですか？」と質問すると、「小児がんになるか心配です」「何かしら、身体に影響があるか心配です」等

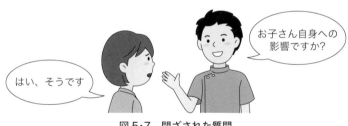

図5・7　閉ざされた質問

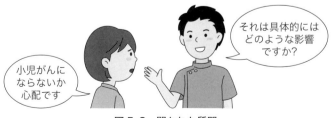

図5・8　開かれた質問

自由意見が返ってきます。相談者主体の語りや自己探求を促進する機能を持つのですが、過剰に用いると相談者に混乱や不安を生じさせる可能性があります。

また、「どうして」「なぜ」は、あまり多用したり、強めの口調で言ってしまうと責められているように感じられるので注意が必要です。もし、「なぜ不安に思われたのですか?」と聞きたい場合は、「不安に思われるようになった理由はどういうものですか?」といったように言い換えると、印象を少し柔らかくすることができます。

閉ざされた質問ばかり行うと対応者が聞きたいことだけに相談者が答えることになり、対応者の思い込んだ方向へ誘導してしまう危険性があります。それに対して開かれた質問ばかり行うと、漠然とした質問ばかりになってしまい、何を答えていいのかわからずにかえって不安感を与えます。また、答えの自由度が高いゆえに、焦点が定まらず、話の核心に迫ることができなくなります。

医療被ばく相談は相談者の話の内容が曖昧なことが多いです。そこで、**開かれた質問で自由に語ってもらい、相談者が伝えたい内容を聞き出し、閉ざされた質問で確認を取っていく**、というように上手く組み合わせながら用います。

まとめ

- 閉ざされた質問とは「はい」か「いいえ」でしか答えられないような質問で、開かれた質問は感情や、考え等を相談者に自由に語ってもらう質問のこと

- 開かれた質問で話したいことを語ってもらい、閉ざされた質問で確認を取っていく

5・3・5　要約

要約は、**相談者の語りや表現の要点を簡潔にまとめて、かつ系統立てて伝え返す技法**です。これは、話が一段落したタイミングで今までの話の確認をするときや、話が行き詰まったときに行われます。先ほどの、子供の被ばくに悩む母親の医療被ばく相談の例だと

「CT検査の放射線で、お子さんに何か影響があったらと不安になり、ご心配されているのですね」

と要約することができます。要約することで、相談者が自分自身を振り返り、考えや感情の整理ができたり、また自分の課題を客観的に見つめ、さらに深く洞察できるようになります。

まとめ
- 要約は、相談者の語りや表現の要点をまとめ、かつ系統立てて伝え返す技法
- 要約することで、相談者が考えをまとめる手助けになり、自分をさらに深く洞察できるようになる

5·4　傾聴の実際

　では、本章の最後に、日常会話における傾聴とその効果について一例を示したいと思います。

　とある診療放射線技師が、「今年入った新人は注意しても返事はいまいちだし、最近の若い人は一体何を考えてるのか……」と愚痴をこぼしています。それを聞いた同級生のAさん、同期のBさん、先輩のCさんの返事を聞いてみましょう。

Aさん：新人入ったんだ！　いいなぁ。何人入ったの？　うちの病院なんか定年で一人抜けたのに補充はないんだよ。

Bさん：またいつものようにきつく叱ったんじゃないの？　いつもそんな態度で接するから、新人が言うこと聞かなくなるんだって。

Cさん：最近の新人は、って言うけど、君が新人の頃も同じような感じだったなぁ。当時を思い出すと……。

　この技師さんは、この人たちにはこれ以上愚痴を話す気分にはならなくなってしまいました。その後、傾聴が得意な先輩技師のDさんにも同じように話してみました。

5章　医療被ばく相談時の話の聴き方

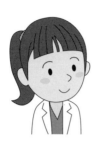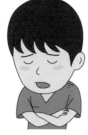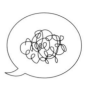

某技師：今年入った新人は注意しても返事はいまいちだし、最近の若い人は一体何を考えているのか……。
Dさん：新人のことで悩んでいるんだね。
某技師：そうなんですよ。
Dさん：うんうん。
某技師：最近その新人のMRIの研修を始めたんですけどね、僕が指導者になったんですけど、「今日の検査でわからないことある？」って聞いたら、小さい声で何か言ってるけど、何を言ってるかわからなくて、あ、予習も何もしてきてないなって気付いたんです。
Dさん：当日の検査を予習してこなかったんだね。
某技師：はい、そうなんです。
Dさん：うんうん。
某技師：僕が新人のときは遅くまで残って予習して、わからないことは事前に聞いて、検査のときにはわからないことはないようにしてたんですけどね。予習しようと思わないことも心配だけど、予習してないなら「予習してません」ってはっきり言えばいいのに、なんか、そんなことで大丈夫なのかなと思って。
Dさん：新人さんがはっきりとものを言えなくて、このままで大丈夫か心配なんだね？
某技師：うーん。
Dさん：研修以外ではどうなの？
某技師：そうですね……。同期の子達とはよく飲みに行ったりしてて、楽しそうにしてますね。

Dさん：うんうん。

某技師：そうか！　コミュニケーションを取りにくいのは先輩である僕らだけなのかな？

Dさん：自分のときはどうだった？

某技師：そうですね。予習とかはちゃんとしてたけど、よく考えたらそれも「予習しとけ」って最初に言われたからだったかもしだし、怒られそうなことは素直に言えないこともあったかな……。

今でこそ先輩達とも気兼ねなく話せるようになったけど、1年目じゃ、まだあれもこれも、は無理かもですね。聞いてくれてありがとうございます。僕がここで怒らずに、ちゃんと指導しないといけないのかもしれませんね。

　さて、この技師さんが話すことを諦めてしまったAさん、Bさん、Cさんと、最後まで話すことができたDさんの対応の違いは何だったでしょうか。

　それぞれの対応の大きな違いは、Aさん、Bさん、Cさんは自分中心の会話だったことに対して、Dさんは相談者中心の対応をしています。

　Dさんの応答はすべて、5・3節「傾聴技法」で説明した技法を駆使して話しています。その結果、この技師さんは最後に自分で問題を解決することができました。

　傾聴の技法をすべて覚えて、いきなり実践することは非常に難しいことですが、医療被ばく相談でなくても、上記の例のように日常会話で意識して使っていただいて、日頃から練習をすることはできます。

　傾聴をするにあたって大切なことは、相手を尊重し、話を遮ったり否定することなく、ありのままを受け止めることです。

　人を大切にする優しい気持ちを忘れなければ、たとえ技法をすべて暗記していなくても、自然と心で聴く傾聴を実践できるはずです。

5章　医療被ばく相談時の話の聴き方

まとめ

- 傾聴するときは、自分を会話の中心にせず、相談者が会話の中心になるように意識する
- 大切なことは相手を尊重し、話を遮ったり否定することなく、優しい気持ちでありのままを受け止めること

参考文献

・アルバート・メラビアン『Silent messages』1971
・社団法人日本産業カウンセラー協会『産業カウンセリング　産業カウンセラー養成講座テキスト　改訂第5版』日本産業カウンセラー協会、2005

6章
医療被ばくの情報提供

　これまでは放射線の知識、カウンセリングの知識、話の聴き方について述べてきました。そしてそれらのすべては、実は本章に書いてある情報提供を行うための土台となります。

　一般的なカウンセリングと医療被ばく相談の違いは、放射線の専門家が被ばくに関する情報提供を行うということにあります（図6·1）。

　この6章が、放射線カウンセリングの第3段階である、情報提供にあたります。医療被ばくに悩む方に、適切な情報を伝えることができれば、医療被ばく相談が目指すべきゴールはもう目の前です。

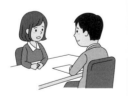 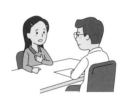

図6·1　一般的なカウンセリングと医療被ばく相談の違い

6章　医療被ばくの情報提供

6・1　情報提供をする前に

　情報提供の前に、相談者である患者さんと話をするにあたって、前提として気を付けなくてはいけないことがあります。それは、以下の3点です。

① 「よくあること」や「大したことない」と言う

② 断定的な言い方をする

③ ため口を使う

　この三つは、医療被ばく相談時以外でも気を付けるべきことではないかと思います。患者さんにとって、患者さん自身や悩みを軽視していると思われたり、つらい心情を逆なでしてしまう可能性があるからです。具体的にどういうことか、掘り下げて説明します。

① 「よくあること」や「大したことない」と言う

　私は、医療従事者が悪気なく使ってしまう言葉のなかで、意図が通じずに不快感を与えてしまう言葉のトップ2がこれだと思っています。

　医療者側から見れば、放射線検査は毎日多くの方が受けられていますし、入院中の患者さんにおいては毎日のようにX線検査を受ける必要のある方もおられます。そんな方々を見ていると

　　　「手術するからってこんなにたくさんレントゲンを撮ってしまって、大丈夫でしょうか」

と患者さんに言われても

　　　「手術の前はこれくらい撮影するのはよくあることですよ」

　　　「毎日撮影受けられている方もおられるので、これくらいは大したことはありません」

と、つい言ってしまいそうになることがあります。

　しかし、「よくあること」「大したことない」という言葉が慰めになると思っている医療従事者もおられると思いますが、実はこれは逆効果です。医療従事者側から見て発生頻度の高いものは「よくあること」だと思ってしまいますが、患者さんにとっては手術や、検診を除く放射線検査自体、人生に数回しかない出来事なのです。

　「大したことない」も同様で、医療従事者は自分の経験のなかで患者さんの重

112

症度を無意識にランク付けしてしまい、そのなかでもランクが低い患者さんを「大したことない」にカテゴライズしてしまいますが、それはあくまで医療従事者の視点で大したことがないと判断しただけです。

　患者さんの立場に置き換えてみると、どんなことも「よくあること」ではないし、不安を抱いている時点で、「大したことない」ことは絶対にありません。

　患者さんにとっては病気や怪我はどんなグレードのものでも、ほとんどが今まで経験したことのないことであり、大したものでないかどうかは、患者さん本人が今までの人生のなかで判断することです。

② 断定的な言い方をする

　断定的な言い方とは、たとえば医療被ばく相談において

　　「これくらいでは影響が出ることはまずありません」

等と言い切ったり

　　「確か前もこちらで検査したときに、こんなこと言われたんだけど」

と言われて

　　「いえ、当院においてあなたの検査歴はありませんので、それは当院ではないはずです」

等と断定してしまうことです。相手の言い分に余地がないと、逃げ場を失います。**どんなに正論で、正しいことであったとしても、断定すると不快な感情を与えてしまいます。**そうしてしまうと、反発を生んでしまうこともあります。なので、そんなときは

　　「確かに心配になりますよね。でも、一応これくらいの被ばく線量では影響は出ないだろうと言われています」

と言い換えたり

　　「当院のスタッフがそのような説明をしたのですね。当院では検査をしていらっしゃらないようですので、検査以外で何か対応させてもらったときにそのような説明をしたのかもしれません。大変申し訳ありませんでした」

と、多分当院じゃないけどな……と内心思ったとしても、相手が逃げられる余地を作っておいたほうがいいでしょう。そうすれば、言われたほうは

　　「あら、こちらで検査させていただいたんじゃなかったでしたっけ？　じゃあ、私の思い違いかもしれません」

と、間違っていたことに気付いた場合でも、訂正しやすくなるのです。しかも、

6章　医療被ばくの情報提供

思い違いというのはどちらにも起こり得ることですので、断定しない言い方をすることは、お互いのためにもなります。

③ ため口を使う

ため口は、患者さんに対して使うべき言葉ではないと私は考えています。多くの方は善意で、患者さんとの距離を縮めるため、言っていることをわかりやすくするため、といったポジティブな理由で使用されていることと思います。もちろんそういった気持ちや思いも理解できますし、そういう理由で使われている方の優しさを否定するつもりはありません。

ですが、その思いや優しさは、相手に伝わらないと意味がないものではないか、と私は思っています。患者さんの立場になって少し考えてみていただきたいのですが、あなたが年を重ねてから病院を受診したとき、自分の子供か孫くらいの年齢の医療従事者からため口で話されて、嬉しいでしょうか？　親しみを込めてくれているんだ、と喜びを感じるでしょうか？

もしあなたがそう思われるなら、それでもいいのかもしれません。ですが、今の時代、インターネットで「病院　ため口」で検索すると、世間の方々がどのように考えているのかを簡単に知ることができます。私も実際に検索してみて、予想以上に好意的な意見が少ないことに驚きました。あまりよそよそしい言葉になってしまうのも、相談者が話しづらくなったり距離を感じたりすることはあるかもしれませんが、親しみやすい話し方を心掛けつつ、ため口にはならないように気を付けてください。

これらは医療被ばく相談に限らず、話し方ひとつでも、患者さんには常に優しさを持って接することが大切です。今まで慣習的にしていたことでも、一度見直してみてもいいかもしれません。

まとめ

- 「よくあること」や、「大したことない」とは言わない
- 断定せず、相手の言い分にも余地を残しておくこと
- ため口を使わない

6・2 医療被ばく相談の代表的な主訴

　では、話を戻して、医療被ばく相談ではどのように情報提供をしていくのがよいのか、ということについて考えてみます。ここで今一度、思い出してみていただきたいのですが、医療被ばく相談の目的は、**相談者にとって不安感、恐怖心等の悩みから、相談者自身が解放される**ことでしたよね。相談者の不安感、恐怖心等の悩みとは、具体的に何なのでしょうか。

　実は医療被ばく相談の不安や悩みの原因には、ある決まったパターンがあり、その傾向は何年も変わっていません。

　図6・2は、大阪府放射線技師会（現・大阪府診療放射線技師会）の診療放射線技師、吉田冨洋氏の調査で、医療被ばく相談の最も古い資料として残っているものの一つといえるのではないかと思います。同氏は1976年に無料被ばく相談所を開設し、開設年から3年、5年、7年、10年ごとの医療被ばく相談の内容について分類しました。これは、そのデータを基に整理したものです。

　このグラフを見れば、この調査において年ごとの各相談内容の割合はほとんど変化が見られないことがわかります。さらに驚いたことに、調査から半世紀近く経った現在においても、医療被ばく相談内容の傾向はほとんど変わっていない、といえるのではないでしょうか。

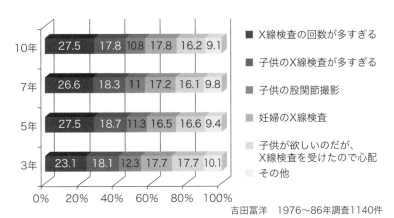

図6・2　無料被ばく相談所で行われた医療被ばく相談内容の分類

6章　医療被ばくの情報提供

　そこで、このデータと、私や学会が相談を受けたデータを基に、内容を分類して五つの項目を作ってみました。

① 組織反応（不妊等）

② 確率的影響（発がん等）

③ 漠然とした不安

④ 子供の被ばく

⑤ 妊娠中の影響

　実際、医療被ばく相談では様々な表現で質問を受けますが、私が今まで受けた数多くの医療被ばく相談や、学会に寄せられる医療被ばく相談、学会で報告される事例においても、ほとんどがこの5項目のなかに収まっています。

　そして、この5項目に対応するために必要な知識や、注意すべき点を本章ではまとめています。なので、質問を受け、話を聴いて、悩みの原因がわかったら、**上記5項目のどれに該当するか考え、それに応じた対応をすればよいだけ**、ということになります。

まとめ

- 医療被ばく相談の不安や悩みの原因は、昔から大きく変わっていない
- 医療被ばく相談の主訴には、大きく分けて五つの項目があり、それに合った対応をすればよい

6·3　具体的な導入

　では、実際に医療被ばく相談を進めてみましょう。

　医療被ばく相談を始めたとき、最初に私ならどうするのかということは、実は1章ですでに述べています。繰り返しになりますが、何を聞かれても最初の対応は同じです。

　　　質問に隠された不安を探し、受け止め、共感した後、その不安の具体的な
　　対象を探っていく

　これがどういうことか、具体的な対応例を挙げながら解説していきます。

6・3　具体的な導入

6・3・1　不安・悩みの原因を探る

医療被ばく相談を受けたら、まず放射線の何による影響（組織反応（確定的影響）、確率的影響、漠然とした不安、子供のこと、妊娠中の影響）を心配しているのかを尋ねてみます。

＜対応例＞

相談者：○と○と○の検査を受けました。こんなに検査して大丈夫ですか？

対応者：検査の放射線の影響を心配されているのですね。

相談者：はい。

対応者：具体的にはどのような影響を心配されているのですか？

　ここでの相談者の返答によって、情報提供の項目が決まります。

相談者：

- ・不妊にならないか心配なんです。→ 6・4・1 項「組織反応（確定的影響）」へ
- ・がんにならないか不安です。→ 6・4・2 項「確率的影響」へ
- ・いや、放射線って体に悪いし、何となく心配で……。→ 6・4・3 項「漠然とした不安」へ
- ・検査したのは子供なのですが、子供って放射線の影響受けやすいんですよね？ → 6・4・4 項「子供の被ばく」へ
- ・検査後に妊娠がわかってしまったので、赤ちゃんに影響がないか気になります。→ 6・4・5 項「妊娠中の影響」へ

　上記は一例ですが、このように相談者の返答によって、どの項目についての情報提供を行うのかを決定します。もちろん、上記のようにすぐにどのような影響を心配しているかはわからないこともありますし、相談者の考えがまとまるまでに時間がかかる場合もあります。そのときは相談者の心情に寄り添いながら、不安の原因がわかるまで丁寧に傾聴する必要があります。

まとめ

- ● 相談者が放射線のどのような影響について不安を感じているかを丁寧に聴き出す
- ● 不安の原因がわかれば、不安の内容に合わせて情報提供を行う

6章　医療被ばくの情報提供

6・3・2　検査回数に納得できない場合

　医療被ばく相談を受けていると、繰り返し検査をすることに対して相談を受ける、ということもよくあると思います。しかしこれは、一見医療被ばくによる影響を心配しているようで、実は医療被ばく相談ではない可能性があるのです。

　もちろん医療被ばくが心配だから、検査を受けたくないために相談しているケースが多いかとは思いますが、検査を受けたくない理由は、もしかしたら他にあるかもしれません。たとえば、以前に、あるいは他院でも検査を行ったのにもう一度受けること自体が面倒という理由や、金銭的な負担が嫌だという場合もあるのです。

　このように、もし検査を受けたくない理由が医療被ばくに悩んでいるわけではなく、検査の正当化の説明がきちんとなされていない場合は、一度診察に戻ってもらって、主治医に相談したほうがいいケースもあります。ただ、もちろん医療被ばく相談であれば対応するべきであると思いますし、いきなり診察に戻すのではなく、まず医療被ばく相談か否かを見極めることが必要です。

＜対応例＞

相談者：○と○の検査を受けました。他院でも検査しているのに次回また検査するのですが、なぜそんなに検査するんでしょうか？

対応者：繰り返し検査されることに疑問をお持ちなのですね。

相談者：そうです。

対応者：今回の検査は○○（治療方針決定や経過観察等の理由を調べて回答する）のために必要ですので行われています。

相談者：では、どうしても次も受けないといけませんか。

対応者：その予定になっています。検査を受けることに不安をお持ちなのでしょうか？

相談者：はい。

対応者：検査のどのようなことが不安でしょうか？

相談者：これらの検査には<u>放射線を使っています</u>よね。だから、<u>なるべく受けたくない</u>と思って…。

　　　　　※ ここで、下線のようなキーワードが引き出せたら医療被ばく相談対応が必要ということになります。

118

対応者：検査による放射線の影響を心配されているのですね。

相談者：はい。

対応者：具体的にはどのような影響を心配されていますか？

まとめ

- 複数回の検査等、放射線検査自体の必要性に疑問を感じている場合は、医療被ばく相談の対象とならない
- 医療被ばく相談対応が必要であるかどうかを見極めて、必要であるとわかれば、放射線のどのような影響について不安を感じているかを聴き出すこと

6・3・3　被ばく線量を聞かれた場合

　医療被ばく相談では、時々被ばく線量を尋ねられることがあります。

　ひと昔前は、実効線量や、シーベルト、ベクレルという言葉は一般的でなく、相談者にとって馴染みがある言葉とはいえなかったように思います。しかし近年、特に東日本大震災以降、テレビや新聞等のメディアにおいて、一般の方が線量について目にする機会は増えました。さらにインターネットやSNS等の普及によって、誰もが簡単に情報を得られるようになり、"線量"は随分身近な言葉となりました。そのため、検査による被ばくを受けたとき、自分の被ばく線量を知りたくなるという方は増えたのだろうと思います。

　ただ、今一度考えていただきたいのは、相談者が望んでいるのは、本当に自分の被ばく線量を知ることなのか、ということです。実のところ、「私が受けた線量はどのくらいですか」と聞かれても、単純に線量が知りたいだけというケースは稀であると私は思っています。もちろんそういったケースもありますが、**多くの場合、線量を尋ねる背景には、何らかの不安や悩みが隠れているケースが多い**からです。

　なので、線量を伝えるときは、線量を伝える前に、あるいは線量を伝えた後でも、不安や悩みがないかを確認することが大切です。線量を知りたい理由がわかれば、あとは他の医療被ばく相談と同じように進めていきます。

6章　医療被ばくの情報提供

＜対応例＞

相談者：胸部レントゲンと胸部 CT を撮ったのですが、検査の被ばく線量はどのくらいですか？

対応者：検査の被ばく線量をお知りになりたいのですね。

相談者：はい。

対応者：わかりました。ではまず、検査の被ばく線量をお伝えする前に、なぜ被ばく線量をお知りになりたいのか伺ってもよろしいでしょうか？

相談者：放射線って受ければ受けるほど体に悪いですよね？
何度も検査しているので、○○にならないか心配になってしまって……。

対応者：放射線検査による○○のリスクを心配されているのですね。

　時々、正確な線量を伝えることで、話に説得力をもたすことができると考える方がおられます。

　確かに、上記の○○に当てはまる言葉が"不妊"等、心配の内容が組織反応（確定的影響）に関するものであると判明した場合には、線量を伝えるのは効果的です。なぜなら、組織反応にはしきい値があるため、線量を算出してしきい値と比較すると、「しきい値を超えていないので影響は出ません」と言い切ることができるからです。

　しかし、心配の内容が"発がん"等の確率的影響だった場合、専門知識を持っていない相談者に対して線量を伝えることに効果があるかといわれれば、医療被ばく相談において有効な手段とはなりにくい、というのが実際のところです。なぜなら、確率的影響はどんなに少ない線量でも「絶対に大丈夫」だと言い切ることはできず、リスクを 100％否定することはできないためです（確率的影響の説明時に線量を用いるときの注意点は 6・5 節「確率的影響の説明で被ばく線量を伝える場合の注意点」で解説します）。

　線量を伝えるのは、あくまで聞かれたことに答える義務があるために行うのであり、医療被ばく相談において切り札となるようなものではないので、その点については注意が必要です。

まとめ
- 被ばく線量を尋ねられた場合は、線量が知りたい理由を伺い、背景に不安

や悩みがないかを確認する必要がある

● 線量を伝えることは、医療被ばく相談において切り札となるようなものではない

6·4 情報提供

医療被ばく相談において、不安の原因、つまり主訴がわかれば、あとは以下の手順に沿ってコンサルテーション（情報提供）していきます。

6·4·1 組織反応（確定的影響）

「被ばくすると不妊になりますか？」「頭の写真を撮りましたが、白内障になりやすくなりますか？」等、不安・悩みの原因が不妊、白内障、脱毛、皮膚障害等の影響を心配していた場合は、医療被ばくによる組織反応（確定的影響）を心配しているということになります。

組織反応は、**IVR を除く放射線検査では、しきい値を超えることはほぼありません**。そのため、組織反応の特徴について説明し、検査の線量としきい値を比較してもらうことが効果的です。

具体的には、以下のポイントを伝えます。

・心配している影響は、放射線の組織反応（確定的影響）というもの
・組織反応は、照射された部位以外には障害が出ない
・組織反応は、しきい値を超えなければそのような放射線障害は出ない
・検査による被ばく線量（または推定値）と、心配を影響しているしきい値を示し、今回の検査はしきい値を超えていない
・しきい値を超えたとしても必ず影響が出るわけではなく、1 ％の人にのみ影響が出る（99 ％の人には影響は出ない）

ここで、「1 ％の人にのみ影響が出る」というのは、言い換えれば「99 ％の人には影響は出ない」ということになりますが、このようにポジティブな面を強調するほうが与える印象はよくなり、意思決定が変化することがあります（これを**フレーミング効果**といいます）。

6章　医療被ばくの情報提供

　これらのような組織反応の特徴については案外相談者に知られておらず、これらのことを説明するだけで理解が得られることがあります。

　しきい値を説明するときには、水の温度と火傷を例にするとわかりやすくなります。100 ℃の水では火傷しますが、20 ℃の水で火傷することはありませんよね。火傷するかしないかの境目を仮に 45 ℃付近とすると、この温度が火傷のしきい値であるということです。これは、相談者にしきい値を理解してもらうよい例なのではないかと思います。

　また、ここでのポイントとして、「しきい値を超えていないから大丈夫です」というよりは、「しきい値を超えていないので、影響が出ることはありません」という言い方をして、意思決定、つまり大丈夫かどうかの判断は相談者に委ねるようにすると、より納得してもらいやすいでしょう。

　ところで、医療被ばくの領域ではほとんどしきい値を超えることはありませんが、一部の血管造影検査や IVR、放射線治療においてはしきい値を超える可能性があります。

　医療法施行規則の改正を受けて作成された「診療用放射線に係る安全管理体制に関するガイドライン」において、「救命のためにやむを得ず放射線診療を実施し、被ばく線量がしきい線量を超えていた等の場合は、当該診療を続行したことによる利益と不利益、及び当該診療を中止した場合の利益と不利益を含めて説明すること」と明記されています（3・1 節「法令改正に伴う医療被ばく説明の位置付け」参照）。

　そのため、その場合には放射線検査および治療の利益と不利益を相談者に伝えることになるのですが、そのときにも医療被ばく相談が発生することがあります。
　その場合は
・当該検査および治療の線量と、しきい値を超えたことで起こり得る影響の説明
・しきい値を超えたとしても必ず影響が出るわけではなく、1 %の人にのみ影響が出る（99 %の人には影響は出ない）こと
・検査および治療を途中でやめてしまった場合のデメリット
・万が一影響が出たときの対応方法（主治医、皮膚科医に相談等）
を伝えます。

　しきい値を超えた場合には、相談者の不安は一層強くなっている可能性が高いため、**その気持ちに寄り添いながら対応することが重要**です。

6・4 情報提供

> **まとめ**
> - しきい値を超えていない検査においての組織反応の説明は、しきい値の説明と、しきい値を超えていないために影響は出ないことを伝える
> - しきい値を超えていた場合の説明においては、起こり得る影響と、しきい値を超えても 99 ％の人は影響が出ないこと、検査をやめた場合のデメリット、影響が出た場合の対処方法を伝える

6・4・2 確率的影響

　心配している内容が発がん、または次世代への遺伝的影響であれば、確率的影響の説明をします。

　発がんや遺伝的影響が少しの被ばくでも出ると思われている方は、2・4・3 項「しきい値なし直線モデル（LNT モデル）と誤解」で説明したように、放射線防護の考え方と個人への影響の考え方を混同している可能性があります。そのため、「少しでも被ばくするとがんになる」、「被ばくすると将来的に子供に何らかの影響が出る」という不安の場合は、**まずは確率的影響について心配するようになったきっかけについて確認し、その誤解を解くこと**から始める必要があります。

● 遺伝的影響

　遺伝的影響は細胞レベルやマウス等の動物実験では確認されています。しかし、大量被ばくを受けた広島・長崎の被爆者の追跡調査においても、ヒトにおける遺伝的影響の増加は確認されておらず、また、自然放射線が高い地域でも有意な遺伝的影響の増加は認められていません。

　このように、遺伝的影響はあくまで高線量被ばくの実験データでリスク管理されているものであり、**ヒトでの発生は確認されていない**、ということを伝えます。

● 発がん

　医療被ばく相談において、一番説明が難解なのがこの発がんの影響を説明することですが、この説明にもポイントがあります。

　基本的には、2・4 節「100 mSv 未満の低線量域が引き起こす誤解と考え方」の内容をわかりやすく伝え、この考え方のせいで誤解を生んでいるということを、相談者に理解していただくということが大切です。具体的には

123

6章　医療被ばくの情報提供

・原爆被爆者のデータを基に、低線量率被ばくによるリスクを推定した値として、大人も子供も含めた集団では、100 mSv の被ばくで 0.5 ％がん死亡の確率が増加し、それ以上は比例関係でがんの発生率が上がると考えられている
・100 mSv 未満では、がんになる確率は明らかになっておらず、影響が小さすぎてリスクがあるかどうか明確にできないが、影響がないという否定もできない
・影響の有無が不明確なため、放射線の管理のために少ない線量でも影響があるという仮定の下で管理されている
・放射線管理・放射線防護の考え方が、少ない線量でも影響があるという誤解の元になっている

　以上の誤解が解けたら、放射線検査を受けるリスク、ベネフィット、受けないリスク、ベネフィットについて一緒に考えていきます。

　そのための有効な手段として、**リスクコミュニケーション**があります。リスクコミュニケーションとは、京都大学名誉教授の木下冨雄氏が、著書『リスクコミュニケーションの思想と技術』において、「対象の持つリスクに関連する情報を、リスクに関係する人々（ステークホルダー）に対して可能な限り開示し、互いに共考することによって、解決に導く道筋を探す思想と技術」と定義しています。

　つまり、リスクやベネフィットについての情報のやり取りだけでなく、相談者の考えや意見についても双方向に意見のやり取りを行い、互いの情報格差をなくし、相互に対等な立場でともに考えながらコミュニケーションを図る、ということです。発がんの影響の説明では特に、このリスクコミュニケーションが役に立ちます。

　また、リスクを共考するときに知っておいていただきたいことの一つに、**スターのリスク受容モデル**があります。それは、リスクの受容はベネフィットの三乗に比例し、**自発的な利用によるリスクは非自発的に被るリスクよりも１０００倍の大きさで受容される**というものです。

　どういうことかというと、自発的な利用によるリスク、つまり自分で好んで受け入れるリスクは低く見積もられ、自分で受けたいと思って選択したものではないリスクについては１０００倍も高く見積もられてしまうということです。たとえば、人はウインタースポーツや喫煙等、好んでとっている行動に伴うリスクは軽視する傾向にあり、放射線検査のように便益（ベネフィット）の説明に乏しく、

受動的（非自発的）に医師から検査を勧められた場合は、リスクを重く捉える傾向にあり、受容されにくいということです。

そのため、ベネフィットについて話すことも効果があります。ベネフィットは事前に説明されていても正しく理解できていなかったり、軽視されていることがあるためです。検査を受けて、その結果異常が認められた場合のベネフィットについては比較的わかりやすいものの、異常を認められなかった場合や、あるいは繰り返し検査が行われる場合においては、有用性を認知されていないことがあります。そのため、そういった有用性を伝え、**放射線検査には必ずベネフィットがあること、逆に検査を受けなかったことで不利益が生じる可能性があることも**伝えます。

リスクについて考える際は、身の回りのリスクと比較することも効果的です。たとえば、2・4・2項「低線量域における放射線影響のリスク」でも示しましたが、このようなデータがあります（表6・1）。

被ばくによる発がんのリスクは、放射線検査の領域である 100 mSv 未満では検出することはできないものの、他の生活習慣のリスクと比較したときに、他のリスクがどれくらいの被ばく線量に相当するかと知ってもらうことは、放射線のリスクを客観的に判断できる材料の一つとなります。

表6・1　放射線と生活習慣によってがんになるリスク

放射線の線量 （mSv/短時間 1 回）	がんの相対リスク （倍）		生活習慣因子
1 000〜2 000	1.8		
		1.6	喫煙者
		1.6	大量飲酒（毎日 3 合以上）
500〜1 000	1.4		
		1.4	大量飲酒（毎日 2 合以上）
200〜500		1.29	やせ（BMI＜19）
		1.22	肥満（BMI≧30）
	1.19		
		1.15〜1.19	運動不足
		1.11〜1.15	高塩分食品
100〜200	1.08		
		1.06	野菜不足
		1.02〜1.03	受動喫煙（非喫煙女性）
100 以下	検出不可能		

6章　医療被ばくの情報提供

　ただ、不安で悩む方に「お酒の飲みすぎのほうがよくない」とか「それよりも煙草をやめたほうがいい」等と伝えてしまうと「お酒なんて飲まないのに、どうしたらいいというのか」「自分の不安と煙草を一緒にするなんて、この人はわかっていない」と不快感を与えてしまうことがあります。そのため、対応者側から考え方や悩みを解決するための方針を伝えるのではなく、この図を相談者に提示し、その内容については相談者に判断してもらい、自分で納得してもらうポイントを探してもらうようにするほうがよいと思います。

　このように、発がんは少しでも被ばくすると影響が出る可能性はゼロではないことから、**リスクコミュニケーション**によって、相談者が感じているリスクと私たち対応者が考えているリスクの大きさの相違や、ベネフィットについて改めて考え、情報格差を是正するということが重要となってきます。

まとめ

- まずは確率的影響について心配するようになったきっかけについて確認し、その誤解を解くこと
- 主訴が遺伝的影響であれば、ヒトでは確認されていないことを伝える
- 主訴が発がんであれば、100 mSv 以上では発生確率は上昇するが、それ未満は不明であること、放射線防護の考え方が誤解を生んでいることを説明した後、リスクコミュニケーションを行う

6·4·3　漠然とした不安

　漠然とした不安というのは、被ばくは身体に悪いとか、何の影響があるかは知らないけど、とにかくイヤ、何となく被ばくしたくない、といったものです。

　そういった不安を抱いている方の場合は、**医療被ばくに不安を感じるようになったきっかけや、放射線が悪者になったきっかけについて一緒に考えていきます**。

　そう思うに至った理由・背景についてわかれば、心情に寄り添いながら誤解を一つひとつ解いていきます。必要に応じて、前項の「組織反応（確定的影響）」や「確率的影響」の説明を行います。

126

> **まとめ**
> ● 放射線検査に不安を抱くきっかけについて一緒に考えた後、必要に応じて組織反応や確率的影響の説明を行う

6・4・4 子供の被ばく（発がん、将来への影響等）

子供の被ばくの相談において重要なポイントは、**相談者は「子供を被ばくさせた」という責任を感じている可能性がある**、ということです。子供は一人では検査を受けられませんし、検査を受ける決定をしたのも、同意をしたのも相談者なので、被ばくに悩むのと同時に自分を責めているケースもあります。そういう相談者の親としての心情に応答し、丁寧に寄り添う必要があります。

また、子供は放射線の影響を受けやすい、という認知は一般的です。実際、広島・長崎での原爆等の調査から大量被ばくをすることで発がん率は上昇し、そのなかで子供の感受性は高いことがわかっています。

ICRP 2007 年勧告によると、子宮内被ばく後の生涯がんリスクは、小児期早期の被ばく後のリスクと同様で、最大でも集団全体のリスクのおよそ 3 倍と仮定しています。ですが、それも被ばく線量が低くなってくると、成人と同様に自然発生率との区別が難しくなるため、被ばくによって子供の発がん率が増えるかどうかはわからなくなります。

つまり、**子供の感受性に関しては 100 mSv 未満では確実性のあるデータはなく、成人と同様日常のリスクに隠れてしまうほど小さいのものであるにも関わらず、そのことはあまり知られていません。**

そのため、子供の被ばくについて心配されている方は、子供は放射線感受性が高い、被ばくは少しでも体に悪いという情報から、必要以上に不安になられている可能性があります。なので、子供の被ばくについて心配されている場合は

・子供の放射線感受性は成人よりも高いが、100 mSv 未満では確実性のあるデータはない

・100 mSv 未満のリスクは日常のリスクに埋もれてしまうくらい小さい

ということを伝えます。

そのあとは、基本的には前項の「組織反応（確定的影響）・確率的影響・漠然と

6章　医療被ばくの情報提供

した不安」の対応をします。

> **まとめ**
> - 相談者は、子供を被ばくさせた責任を感じている可能性があるため、その親としての心情に応答し、丁寧に寄り添う
> - 子供の感受性に関しては 100 mSv 未満では確実性のあるデータはなく、そのリスクは日常のリスクに隠れてしまうくらい小さい

6・4・5　妊娠中の影響

　妊娠中に被ばくすると、考えられる被ばくによるリスクは主に以下の通りです。

① 胎児の器官形成異常（奇形）・精神発達遅滞の誘発

② 胎児の発がん率の上昇

③ 遺伝的影響

④ 今後の妊娠への影響（不妊）

⑤ 漠然とした胎児への影響の不安

　そして、相談者の不安はこのなかのいずれかに該当するかと思われるので、これに従って説明します。

① 胎児の器官形成異常（奇形）・精神発達遅滞の誘発

　器官形成異常、精神発達遅滞は組織反応であるため、6・4・1 項「組織反応（確定的影響）の説明」の、組織反応の特徴（しきい値があること、しきい値を超えないと影響は出ないこと、放射線を照射された部位以外に影響はないこと）について話します。

　相談者が器官形成異常の影響について心配されている場合は、もしかしたら頭のどこかで"中絶"という言葉がよぎっているかもしれません。ですが、器官形成異常は受胎 2〜8 週の器官形成期に 100 mGy、というように、注意すべき時期としきい値が明確にわかっています（図 6・3）。

　通常の放射線検査において、子宮に 100 mGy を超える被ばくをするケースはまずありません。そして、ICRP は Publication 84 において、妊娠のどの時期であっても「100 mGy 未満の胎児被曝線量は、妊娠中絶の理由と考えるべきではない」としています。なので、**胚および胎児の吸収線量が 100 mGy 未満の場合**

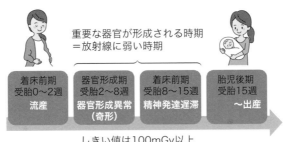

※ 一般的に妊娠2週目と呼ばれている時期は、妊娠直後の受胎0週（齢）に相当する

図6・3　妊娠中の時期特異性

には器官形成異常の発生率が上昇することはなく、中絶の根拠とはならないことを伝える必要があります。また、一般的な器官形成異常発生率は3〜5％程度ですが、そのこともあわせて説明します。

重篤な精神発達遅滞のしきい値は300 mGy以上で、注意すべき時期は受胎8〜15週の胎児前期となります。

いずれにしても、診断領域の被ばく線量でこれらのしきい値を超えることはまずないので、相談者の心配は明確に否定することができますが、相談内容の深刻さを考えると、**相談者の感情は不安定であったり、冷静でない可能性もあるので、その気持ちに寄り添いながら対応する必要があります。**

② 胎児の発がん率の上昇

基本的には6・4・2項「確率的影響」の説明と同じですが、6・4・4項「子供の被ばく」と同様に、相談者は胎児のリスクは成人よりも高くなっていると考えている可能性があります。しかし、先に述べた通り、**小児と胎児期のリスクはほぼ同等であり、100 mSv未満では感受性が高くなるという確実性のあるデータはありません。**

なので、前項の確率的影響の説明に加えて、上記のことも伝えます。

③ 遺伝的影響

6・4・2項「確率的影響」の説明の通り、ヒトでは確認されていないことを伝えます。

④ 今後の妊娠への影響（不妊）

6・4・1項「組織反応（確定的影響）」の説明にならいます。

6 章　医療被ばくの情報提供

⑤ 漠然とした胎児への影響の不安

6・4・3 項「漠然とした不安」の説明にならいます。

　妊娠中の方における医療被ばく相談のポイントは、**相談者は「胎児を被ばくさせた」という不安や悔恨を感じている**、ということです。さらに、せっかく授かった命を「**中絶したほうがよいか**」と悩むのは、相談者にとって想像を絶する苦痛のはずです。

　対応者はこの心情について、十分に理解しておかなければなりません。

まとめ

- 放射線検査は中絶の根拠となることはまずない
- 小児と胎児期の発がんリスクはほぼ同等であり、100 mSv 未満では感受性が高くなるという確実性のあるデータはない
- 相談者は被ばくの後悔と、強い不安を抱えている可能性があることを理解しておく

6·5　確率的影響の説明で被ばく線量を伝える場合の注意点

　組織反応（確定的影響）を心配されている相談者には、吸収線量を伝えるべきであるということは先に述べた通りです。

　では、確率的影響を心配されている方に線量を聞かれ、伝えなければならない場合、どの線量を提示するのがベストでしょうか？

　吸収線量、または等価線量、それとも実効線量でしょうか？

　実は現在、医療被ばく相談時において「この線量を提示しなければならない」という明確な指針はありません。そのため、対応者によって提示する線量が様々であり、関連学会や、医療被ばく相談に積極的に携わられている方々によっても意見が分かれるところで、これは学会や研究会においてもしばしば議論がなされる問題です。

　なかなか解釈が難しい問題なので、私一人がここで「医療被ばく相談時の説明

にはこれを用いるべきだ」という結論を出してしまうことはできません。なので、これはあくまで私個人の考えとして参考にしていただければと思いますが、私は、様々な問題やご意見があるのは承知の上で、確率的影響を心配されている方にお伝えする線量は"実効線量"が最適であると思っています。

6·5·1 実効線量の意味と考え方

実効線量は 2 章でも説明した通り、"等価線量に対して臓器や組織ごとの感受性の違いによる重み付けをして合計することで、全身への影響を表したもの"です。

この言葉だけではかなりわかりにくいですが、この実効線量の意味を理解するのに、とても理解しやすい文献があります。

Isotope News の 2014 年 2 月号に掲載された、伊藤泰男氏の「実効線量の意味が分かりません」という記事です。この記事はインターネットで検索すると出てきますので、是非元の記事もご一読いただければと思いますが、ここでは私なりに本書において必要な点を要約してご紹介します。その記事によると、実効線量とはつまり

部分被ばくと同程度の放射線障害を全身被ばくで引き起こすときの線量はいくらか、という仮想的な線量

ということです。

たとえば、甲状腺に γ 線で 25 mGy 内部被ばくしたとします。γ 線の放射線加重係数は 1 なので、甲状腺の等価線量は 25 mSv、そして、甲状腺の組織加重係数は 0.04 なので、実効線量にすると 1 mSv となります。

実効線量にすると、なんだか随分減ってしまったような印象を受けられるかと思いますが、これはもちろん過小評価してしまっているのではありません。

実効線量とは、部分被ばくで起き得る障害（の確率）を、仮に全身で被ばくしたらどれくらいの線量で引き起こせるか、ということを計算したものです。つまり

甲状腺だけに 25 mSv 被ばくしたときの放射線障害（が現れる数や確率）
＝全身に 1 mSv 被ばくしたときの放射線障害（が現れる数や確率）

ということです。

ここで注意したいのは、数字だけを見ると、実効線量は甲状腺の被ばくの実態とはあまりにもかけ離れています。実効線量は、全身の影響として仮想的・比喩

6章　医療被ばくの情報提供

的な数字に一元変換する代わりに、個々の臓器がどれくらいダメージを受けたか、ということは完全にわからなくさせてしまっています。

　また、実効線量は、平均的男女標準人の計算ファントムが受ける線量を、ICRPが定めた放射線加重係数、組織加重係数を用いて算出したものです。この係数は、放射線影響の年齢差、性別による差、人種差、個人差を平均化しているため、大きな不確実性を内包しています。これらの理由から、実効線量は疫学的評価や個人が受けた放射線に対するリスク評価に用いることは、本来は適切であるとはいえません。

　では、**実効線量は一体何のためにあるのか、というと、あくまで放射線防護のため**です。

　たとえば職業被ばくを、年間等期間を決めて積算したりして管理できますし、上限値を設定するのにも使えます。また、モダリティ（装置）間や検査方法、異なる施設間、国における比較等にも用いることができます。

まとめ

- 実効線量は、部分被ばくと同程度の放射線障害を全身被ばくで引き起こすときの線量はいくらか、という仮想的な線量
- 実効線量は本来放射線防護のために用いるものであり、モダリティ（装置）間や検査方法、施設や国における比較等にも用いられる

6·5·2　実効線量を医療被ばく相談で用いるには

　実効線量は、個人の検査条件を適合して算出できるものの、前述した通り、その実態は多くの不確実性を内包しているため、個人の被ばくの評価を行うには適していません。実際に ICRP も 2007 年勧告において「患者の被ばく計画とリスク便益評価に関係する量は、照射組織への等価線量又は吸収線量である」「実効線量は防護量として使用するように意図されている。（中略）実効線量を疫学的評価のために使用することは推奨されないし、個人の被ばくとリスクの詳細な遡及的調査にも使用すべきではない」と明記しています。本来であれば、個々の被ばく評価には、組織・臓器吸収線量を用いるべきだと思います。

　しかしながら、相談者に線量を求められたときに吸収線量を示しても、比較す

る対象がありません。

それに対して、**実効線量はリスク評価を行うことができます。**

通常、「年間の自然放射線は○○ mSv」や「○○ mSv の被ばくはこの程度のリスク」というときに示される線量は実効線量です。実効線量は、自然放射線や飛行機による被ばく等、医療以外の放射線被ばくだけでなく、放射線被ばく以外のリスクとすら比較することができます。特に、放射線被ばく以外のリスクと比較することは、身近なリスクとも比較できるので非常にわかりやすいです。**得体の知れない放射線被ばくにリスクの物差しを当てることができる**ことになるということです。

逆にいえば、低線量被ばくにおける確率的影響を心配されている方に実効線量以外を示しても、不安の対象となる被ばくがどのくらいのリスクなのかわかってもらえず、線量を示す意味は乏しくなります。もちろん、個々の臓器の吸収線量を算出して提示すれば、「ちゃんと管理してくれてるんだ」という印象は与えられるかもしれませんが、それ以上の意味は、相談者にとってはあまりないかもしれません。

ちなみに、患者の被ばく線量に実効線量を用いることを ICRP は本当に否定しているのかというと、ICRP が否定しているのはあくまで"疫学調査および個人の被ばくとリスクの遡及的調査"です。そのため、個人の被ばく評価ではなく、同じ線量を受けたある集団の標準人を客観的に評価する、という考え方の下で実効線量を用いることは否定されているわけではない、と私は考えています。

つまり、「今回の"あなたの"被ばく線量は○○ mSv でした」と言って実効線量を伝えることはいけませんが、実効線量の限界を弁えて、「あなたの今回の放射線検査の照射条件で計算した場合、実効線量は○○ mSv になります（ただしそれは集団における標準的な体型の方の線量です）」と伝えること自体は、ダメだと言われているわけではないんじゃないか、というのが私の解釈です。

このニュアンスはかなり微妙なところで、説明に織り交ぜるのは難しいと感じられるかもしれません。しかし、これに関してそれほど悩まなくても問題はありません。なぜなら、その違いを正確に伝えなければいけないかというと、そんな必要はないからです。

今一度、医療被ばく相談の目的を考えてみてください。医療被ばく相談の目的は、"相談者にとって不安感、恐怖心等の悩みから、相談者自身が解放されるこ

6章　医療被ばくの情報提供

と"でしたよね。

　詳細に計算して、臓器ごとの正確な吸収線量を掲示したり、吸収線量と実効線量の説明をしたり、それらを正確に理解してもらおうと頑張ったとします。でも、医療被ばくに関しては、ほとんどが100 mSv未満の低線量被ばくとなり、体に及ぼす影響の有無は不明な領域です。結局はしきい値がない以上、「これぐらいなら大丈夫」と言い切ることはできず、行きつく結論は「影響の有無はわからない」としかいえないのです。

　間違ったことを伝えることは、もちろんあってはならないことです。ですが、間違っていないことを確実に正しく伝えなければならないか、というと、そこまで重要ではないんじゃないかな、ということです。

　医療被ばく相談では学術的にベストな回答を目指すのではなく、相談業務としてベターな選択をすべきです。確率的影響の説明に使用する際、実効線量の限界を理解した上で、間違いとはならない範囲で説明に利用するのは可能ではないでしょうか。

　それよりも、私は**相談者への説明時、対応者によって様々な線量を伝えていることは、相談者の混乱をきたす原因の一つになっている**と思います。これは非常に重要な問題だと考えています。

　明確な指針がないためか、対応者が変われば、被ばく線量としてときには吸収線量、ときには実効線量を説明されたり、同一対応者においてもそれらを混在して説明や比較をしてしまったりすることもあります。

　また、これは誤っている例ですが、診断参考レベルと比較して健康影響の安全を担保しようとしたり、CTではCTDIvolやDLPを患者の被ばく線量として伝えてしまっているケースもあります。診断参考レベルについての誤った使用例については、3・5節で解説した通りです。CTDIvolやDLPは、標準ファントムでの測定に関係し、CTで使われる装置と技術の相対的な性能を決定するための線量計測量を表すものですが、この値を使ってしまうと非常に多く線量を受けたと誤解させてしまうことになります。

　本書や私の主張を契機に、この問題について議論が進むことを願ってやみません。

6・6 医療被ばく相談の例と理想的な進め方

> **まとめ**
> ● 実効線量はリスク評価を行うことができ、得体の知れない放射線被ばくに
>   リスクの物差しをあてることができる
> ● 相談者への説明時、対応者によって様々な線量を伝えていることは、相談
>   者の混乱をきたす原因の一つになっている

6・6　医療被ばく相談の例と理想的な進め方

　では、本章の最後に、医療被ばく相談の悪い対応例と良い対応例の2例を示します。

＜対応例1＞

相談者：こんなにレントゲン撮って、被ばくとか大丈夫ですか？

対応者：はい、大丈夫ですよ。

相談者：……どれくらい被ばくしたんですか？

対応者：今までの合計で、○○ mGy くらいです。人体に影響は出ないくらいの
　　　　　被ばく線量です。

相談者：そうですか……。レントゲンばっかり受けて、がんとか大丈夫ですか？

対応者：100 mSv くらいまでの被ばくには、有意な発がんの影響は認められて
　　　　　いないと言われています。

相談者：はあ……、そうですか。わかりました。

　この例の良くないところは、ここまで読んでいただいたあなたなら、もうわかっていただけていると思います。この例には、問題点が四つあります。

問題点①　いきなり結論を出す

　大丈夫だと最初に言ってしまっています。結論は対応者ではなく、相談者が決めることです。

問題点②　何の説明もなく mGy を使う

　一般の方は mGy 等という単位を普通は知りません。影響が出ないほどの被ば

135

く線量だと言いたいのかもしれませんが、それならもっと単位の解説から掘り下げて説明する必要があります。

問題点③　mGy と mSv の混在

訳のわからない単位が続けざまに出ると、ますます話がわからなくなります。こうなると相談者は何から聞いていいのかわかりませんし、聞いたところで一から説明してくれることはないだろうな、と潜在的に諦められてしまいます。

問題点④　スッキリしない「わかりました」

文章だけですので表情は見えないものの、この流れではおそらくスッキリした表情をしていないだろう、ということは読み取っていただけると思います。これでは、理想のゴールにたどり着けたとはいえません。

では、次の例はいかがでしょうか。

＜対応例２＞

相談者：こんなにレントゲン撮って、被ばくとか大丈夫ですか？

対応者：何枚もレントゲンを撮られて、その被ばくを心配されているのですね。

相談者：そうなんです。

対応者：それは具体的にどういった心配ですか？

相談者：がんになるかとても心配です。

対応者：発がんの影響を心配されているということですね。

相談者：ええ、そうです。

対応者：放射線には種類も強さもいろいろあるのですが、今回ぐらいの検査の被ばく線量では、発がんすることはまずないと言われています。

相談者：そうなんですか。これくらいならがんの心配はないんですね。

対応者：そうですね。そのように言われています。

相談者：安心しました。ありがとうございます。

これは医療被ばく相談に意識してほしいポイントを凝縮した最大公約数例です。

実際の医療被ばく相談では他に不安が出てきたり、新たな質問が出てきたり、その度に相談者が悩んだり、ときには沈黙したりすることもあります。なので、あくまで大切なポイントのみを抽出して上手くいった例となっていますが、このポイントを知っておくことは非常に重要であるといえます。そのポイントは四つあります。

ポイント①　主訴をきちんと把握している

相談者の言葉を伝え返して確認することで、不安の焦点を絞っています。「被ばくを心配している」「そのなかでも発がんの影響を心配している」ということが主訴となります。

ポイント②　情報提供はしても、結論は出していない

今回の線量で発がんすることはまずない、が情報提供にあたりますが、この情報を元に「大丈夫です」「安心してください」と結論付けてはいません。

ポイント③　相談者自身が、「心配はないんですね」と述べている

結論を出すのは相談者自身です。

ポイント④　理想のゴールにたどり着いている

この「安心しました。ありがとうございます」はどうでしょう。先ほどの例と同じく表情は見えませんが、おそらく対応例1のときよりもスッキリした表情で言われているのではないでしょうか。

この例は、大切なことを詰め込んで最小限に簡素化したものなので、実際にはこれほどスムーズにいくことはまずありません。ですが、この例は本章の要点の復習であり、理想的な医療被ばく相談の骨格になるものではないかと思っています。

ご自身が医療被ばく相談されているときは、対応例2のような流れに沿っているか、イメージしながら相談を進めるようにしてみてください。

まとめ

- 傾聴して主訴を把握し、適切な情報提供を行う
- 安心を押し付けず、大丈夫か否かの判断は相談者自身に委ねること

参考文献

- 宮城県診療放射線技師会『放射線被ばく相談の基礎』2015
- 吉田富洋「ある放射線防護の誕生」『日本放射線技師会誌 24 巻 6 号～26 巻』1977-1979
- 小松裕司・法花堂学「被ばく線量とリスクの考え方」『日本診療放射線技師会誌 2021. Vol.68 no.825』2021

- 村井均「不安に向きあう被ばく相談」『日本診療放射線技師会誌 2019. vol.66 no.799』2019
- 日本医学放射線学会『診療用放射線に係る安全管理体制に関するガイドライン』2019
- 国際放射線防護委員会『ICRP Publication 103 国際放射線防護委員会の 2007 年勧告』日本アイソトープ協会、2007
- 木下冨雄『リスクコミュニケーションの思想と技術』ナカニシヤ出版、2016
- 岡本浩一『リスク心理学入門―ヒューマン・エラーとリスク・イメージ』サイエンス社、1992
- 環境省『発がんリスクを比べてみよう』放射性物質汚染廃棄物処理情報サイト
- 国際放射線防護委員会『ICRP Publication 84 妊娠と医療放射線』日本アイソトープ協会、2002
- 日本産科婦人科学会・日本産婦人科医会『産婦人科診療ガイドライン―産科編 2020』日本産科婦人科学会事務局、2020
- 伊藤泰男「実効線量の意味が分かりません」『Isotope News 2014 年 2 月号』2014
- 国際放射線防護委員会『ICRP Publication 87 CT における患者線量の管理』日本アイソトープ協会、2004

7章

医療被ばく相談の実際

これまで、医療被ばくに関する質問を受けたらどのように対応していけばいいのか、なぜそうする必要があるのか、そのときの心理状態はどうなのか、どう伝えるべきなのか……ということをお伝えしてきました。

本章は、これまでの対応方法の流れをまとめた章になります。またその流れに沿って、事例検討を行います。

実際の医療被ばく相談で、本書の知識をどのように活用すればよいかが理解していただけるようになっています。

7・1 医療被ばくに関する質問を受けたら

医療被ばくに関する質問を受けたら
① 相手の話や表情等から、医療被ばく相談のパターンを分析する
② 話を傾聴し、信頼関係を築く
③ 主訴を把握する
④ 適切な情報提供を行う
という流れで進めていくことになります。

① 相手の話や表情等から、医療被ばく相談のパターンを分析する

相談者の話している内容と、表情やしぐさ等の非言語によって、質問の心理パターンを分析します（図7・1）。

日常会話の延長のような質問、または質問が明確で不安の訴えが少ないケースであれば、コンサルティング重視の医療被ばく説明を行います。このパターンで

139

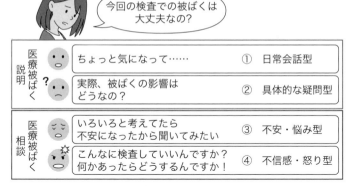

図 7・1 医療被ばくに関する質問の心理パターン

は聞かれたことに対して、正確に答えます。そして、結論を先に述べたほうがいいということが多いです。

相談者が不安や悩み、怒り等の心理的ストレスを抱えた状態であれば、カウンセリングを用いた医療被ばく相談対応を行います。

そして、これらのパターンを見分けるポイントは
・相談者が冷静で、主訴が明確であるか
・不安や悩み等の訴えが見られない、または少ないか

この2点ともが該当していれば、コンサルティング重視の医療被ばく説明を行います。

ですが、医療被ばく説明を行って、同じ質問がまた返ってきた場合は納得できていないというサインなので、対応方法を変える必要があります。そのときは、不安に寄り添う、カウンセリング重視の医療被ばく相談を行います。

② 話を傾聴し、信頼関係を築く

不安に寄り添った医療被ばく相談をすることになれば、まずは不安や怒り等の心理的ストレスを抱いている気持ちを傾聴することから始めます。

相手をそのまま受け止め、共感する姿勢で傾聴します。傾聴することで、信頼関係が形成されていき、また、相談者自身のことを話してもらうことで、**カタルシス効果**（5・2・2項「傾聴の効果」参照）によって少しずつ気持ちが落ち着いてきます。

③ 主訴を把握する

　傾聴によって相談者との信頼関係を形成しながら、対応者は主訴を把握することに努めます。そして、主訴が以下のどの項目に該当するのかを分析します。

・組織反応（不妊等）

・確率的影響（発がん等）

・漠然とした不安

・子供の被ばく

・妊娠中の影響

④ 適切な情報提供を行う

　主訴が把握できれば、それに応じた情報提供を行います。

　子供の被ばく、妊娠中の影響は子供や胎児を被ばくさせてしまったという悔恨の念に応答します。その後、心配している影響が何なのかを聴き、組織反応、確率的影響、漠然とした不安のいずれかに該当しているか確認して、必要な情報提供をします。

　主訴は一つだけのこともあれば、複数項目該当していることもあります。決して結論や対応者の考えを押し付けず、適切な情報提供を行います。

　この流れを、フローチャートにしたのが図7・2になります。ほとんどの医療被ばく説明・医療被ばく相談は、この流れで進めることが可能です。

7·2　事例検討

　ここで、医療被ばく説明・医療被ばく相談の事例をお示ししたいと思います。実際の事例ではなく、医療被ばくに関する質問や背景をシミュレートしたものです。

　ここでは質問を受けたときに気にしておくポイントや、実際にどのように対応すればよいかという一例と、その解説をします。これらの事例について、あなたならどのような切り口で対応をはじめるか、どのように相談を進めていくかイメージしながら読み進めてみてください。

　先に言ってしまうと、事例1はコンサルティング重視の医療被ばく説明対応、事例2、事例3はカウンセリング重視の医療被ばく相談対応が望ましいと思われ

7章　医療被ばく相談の実際

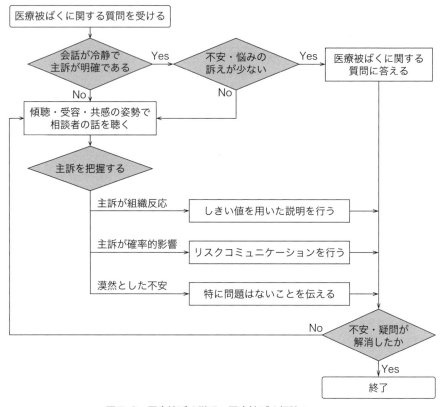

図7・2　医療被ばく説明・医療被ばく相談のフロー

ます。

では、なぜそうなるのか、順番に解説していきます。

7・2・1　医療被ばく説明対応例

ではまず、事例1についてみていきましょう。

> **事例1　52歳男性**
> 　今度、負荷心筋血流シンチというRI検査を受けることになりました。
> 　今まで検診で胸のレントゲンや胃のバリウム検査は受けたことがあるのですが、この検査はレントゲンやバリウム検査と比較して、どれくらいの被ば

く線量なのでしょうか？

　放射性医薬品を体内に注射するということですが、薬が体に残っている間は被ばくし続けるということでしょうか？

　また、薬は体からどれくらいで代謝されますか？

＜対応のポイント＞

　まず、なぜこの質問がなぜ医療被ばく説明、つまりコンサルティング重視の対応のほうがよいのか考えてみましょう。

　この方は、今までは検診での放射線検査は問題なく受けてこられていました。ということは、放射線検査に対して特段抵抗があったわけではないということが推測されます。

　そして、不安や悩みという心理的ストレスを示唆するキーワードは、この時点では出てきていません。

　なので、医療被ばくによる質問の心理パターンでは、ひとまずの第一印象では「② 具体的な質問型」ではないかと目星をつけることができます。そのため、コンサルティング重視の医療被ばく説明で進めていくほうがよさそうだ、ということになるのです。

　医療被ばく説明では、聞かれたことに対して正確に答えます。この質問の場合、用意するべき回答は以下の2点です。

・負荷心筋血流シンチ、胸部X線写真、胃透視の被ばく線量の提示
・薬が体に残っている間の被ばくと、代謝されることを聞かれているので、当該検査で使用される放射性医薬品の性質（実効半減期等）の説明

　これらの情報提供をして、問題解決して安心していただければ終了となります。

＜対応例＞

患　者：今度、負荷心筋血流シンチというRI検査を受けることになりました。今まで検診で胸のレントゲンや胃のバリウム検査は受けたことがあるのですが、この検査はレントゲンやバリウム検査と比較して、どれくらいの被ばく線量なのでしょうか？

　放射性医薬品を体内に注射するということですが、薬が体に残っている間は被ばくし続けるということでしょうか？　また、薬は体からどれくらいで代謝されますか？

7章　医療被ばく相談の実際

対応者：今度、RI 検査を受けることになられたのですね。

患　者：そうです。

対応者：まず確認させていただきたいのですが、ご質問されたいことは、一点目
は今までレントゲン検査やバリウム検査は受けられたことがあったの
で、それらの検査と比較したいので、被ばく線量をお知りになりたい、
ということでよろしいでしょうか。

患　者：はい、そうです。

対応者：そして二点目は、放射性医薬品が体に残っている間の被ばくの有無と、
三点目はどれくらいで体から代謝されるか、ということで間違いないで
しょうか。

患　者：はい。

対応者：ではまず一点目ですが、こちらが当院の各検査の線量です。

（自施設で測定した胸部 X 線、CT、RI の実効線量を提示）

そして、二点目のご質問ですが、RI 検査は放射性医薬品が体内に残って
いる間、被ばくし続けます。ですが、それらの期間を合わせてこれくら
いの被ばく線量となっています。

患　者：あ、思ったより少ないんですね。

体のなかにしばらく残ると聞いていたので、ずいぶん被ばくするんじゃ
ないかと思ったのですが、バリウムより少ないなんて意外でした。

対応者：体にしばらく残る、と言われると不安ですよね。

三点目の代謝についてですが、当院の負荷心筋シンチは、^{99m}Tc という
放射性物質を利用した薬を使っているのですが、薬の放射能が半分にな
る時間は 6 時間ですので、24 時間後には 16 分の 1、つまり最初に投与
された量の 6 ％程度になります。

患　者：1 日経てばそんなに少なくなるのですね。

よくわかりました。ありがとうございました。

＜解説＞

　ここでは、被ばく線量の提示に実効線量を用いています。

　なぜ実効線量を用いたかというと、一般撮影や RI 等、モダリティが違うもの
との比較であるためです。

　また、このケースは第一印象のまま最後まで「② 具体的な質問型」というパ

ターンでしたが、話していると実は違うパターンである、ということもあり得ます。その場合は、情報提供のみでは問題解決しません。

上記の対応で問題解決しない場合どうなるのかというと、以下の展開が考えられます。

① 新たに冷静な疑問が出てくる

② 同じ質問が繰り返される

③ 悩んでいる様子が見られたり、不安を示唆するキーワードが出てくる

①であれば、具体的な質問型の延長であるので、疑問に対して情報提供します。

②、③であれば、不安に寄り添った医療被ばく相談対応に切り替える必要があります。

7・2・2　医療被ばく相談対応例① 主訴が確率的影響の場合

次は、事例2を見てみましょう。

事例2　65歳女性

膝のレントゲンを撮ったのですが、手術前だからってかなりたくさん撮られてしまったような気がします。

膝のレントゲンの被ばく線量はどのくらいなのですか？

また、手術したら今後何度も検査をすると聞き、今まで放射線検査はなるべく受けないように気を付けていたので、手術していいものか悩んでいます。

＜対応のポイント＞

この方も事例1と被ばく線量を聞かれているのは同じなのに、なぜこちらにはカウンセリング重視の医療被ばく相談対応がよいのでしょうか。

一見同じように見えますが、この患者さんの場合は先ほどの方とは少し様子が違います。まず、「かなりたくさん撮られてしまった」、「今までなるべく受けないようにしていた」という言い方から、医療被ばくに対してよくないイメージを持っているのかな、ということが予想できます。そして、「悩んでいる」というキーワードも出ており、放射線検査が嫌で手術すら悩んでいるということで、質問の心理パターンは「③ 不安・悩み型」に該当すると考えられます。そのため、不安に寄り添ったカウンセリング的対応が望ましい、ということになるのです。

7章　医療被ばく相談の実際

　ですので、こういうケースでは、被ばく線量を聞いてこられてはいるものの、知りたいのは被ばく線量ではなく放射線の影響であると思われるので、線量の説明も必要ですが、その背景にある不安のほうが重要となってきます。

　この質問から想定されるこの患者さんの不安は

・繰り返し受ける、あるいは今後も受けることになる放射線検査への不安
・放射線検査の被ばくによる何らかの影響

と予想できるので、その点を意識しながら相談を進めます。

＜対応例＞

患　者：膝のレントゲンを撮ったのですが、手術前だからってかなりたくさん撮られてしまったような気がします。
　　　　膝のレントゲンの被ばく線量はどのくらいなのですか？
　　　　また、手術したら今後何度も検査をすると聞き、今まで放射線検査はなるべく受けないように気を付けていたので、手術していいものか悩んでいます

対応者：膝のレントゲンを、手術前ということでたくさん撮られたのですね。

患　者：はい。

対応者：また、今後も何度も検査を受けられることが不安で、手術をしてもいいのか悩まれているのですね。

患　者：そうなんです。

対応者：実際、放射線検査を受けられたら、どのようなよくない影響が出ると心配されているのか伺ってもいいですか？

患　者：あまり被ばくするとがんになると聞いたので、それが心配です。

対応者：発がんの影響を心配されているのですね。

患　者：そうです。

対応者：がんになると言われてしまうと、心配ですよね。

患　者：そうなんです。
　　　　実は最近知り合いにもがんになった人がいて、闘病の話を聞いて大変そうで、自分もがんになったらどうしようと不安で……。

対応者：お知り合いの方でがんになられた方がおられるのですね。
　　　　身近にそういう方がおられると、不安に感じますよね。

患　者：そうなんです。

対応者：わかりました。

　　　　ではまず、こちらが今回○○さんが受けられた膝のレントゲンの被ばく線量になります。

　　　　（当該患者、当該検査の実効線量を計算して提示する）

患　者：えっと、これって多いんですか？

対応者：そうですね、この検査ではこの被ばく線量は標準的かと思います。

　　　　実は、100 mSv 未満の領域というのは、影響が小さすぎて、被ばくによる発がんか日常生活による発がんか区別ができない領域となっているんです。

患　者：100 mSv ですか。

　　　　そしたら、今回はそれに比べてだいぶ少ないですね。

対応者：そうですね。

患　者：でも、ちょっとでも被ばくしたら体に悪いって聞いたことがあるんですけど、その 100 mSv 未満だったら本当に問題はないんですか？

　　　　それだったら、どうして検査室の前に注意書きが貼ってあったり、撮影するときにスタッフの方は外へ出てドアを閉めたりするんですか？

対応者：そうですね、本当に問題がないなら、そういった注意書きや、検査のときにドアを閉めたりする必要ないはずだと思われますよね。

患　者：はい。

対応者：今でも研究が進められていますが、100 mSv 未満の被ばくでどれくらいの影響があるのかは当面明らかにならないだろうと言われています。

　　　　ですが、管理する場合は、影響がないと考えるよりは何らかの影響はあるだろうと仮定したほうが安全ですので、不必要な被ばくを受けないように管理する必要があります。

　　　　被ばく線量を測定や記録したり、スタッフが防護服を着用するのもそのためです。

患　者：なるほど、そうだったんですね。

対応者：それから、放射線以外にも日常生活にも発がんのリスクはあるので、それと見分けがつかないということは先ほどお話ししましたが、日常生活にもたくさん発がんのリスクはありますよね。

患　者：タバコとかですか？

7章　医療被ばく相談の実際

対応者：そうですね。タバコもそうですし、飲酒や肥満、野菜不足等もリスクに
　　　　　なります。
　　　　　それらの影響を被ばく線量に換算した表もあります。
　　　　　（表の提示）
患　者：なるほど。
　　　　　普段の生活習慣でも、こんなにリスクが高いんですね。
　　　　　そしたら、受けたほうがいい検査を控えるより、ちょっとした生活習慣
　　　　　の見直しをしたほうが発がんのリスクを減らせそうですね。
対応者：そうですね。普段の生活から気を付けることはできそうですね。
患　者：わかりました。
　　　　　安心して手術を受けられそうです。ありがとうございました。

＜解説＞

　この事例では確率的影響を心配されていたので、この事例における説明では
・100 mSv 未満の領域というのは、影響が小さすぎて、被ばくによる発がんか日
　常生活による発がんか区別ができない領域だが、何らかの影響はあるだろうと
　考えて、不必要な被ばくを受けないように管理していること
・放射線以外でも日常生活において発がんのリスクはあること
　以上を伝え、患者さんから下線部のような結論を引き出すことができました。
患者さんが自ら結論を出すことができた、というところが重要なポイントとなり
ます。

7・2・3　医療被ばく相談対応例② 主訴が組織反応の場合

　最後は、少しクレームのような事例です。

事例3　39 歳女性

　近所の歯科で歯の撮影をしたときは防護服を着せてもらえたのに、この前
こちらの病院で同じように歯の撮影をしたときは着させてもらえませんでし
た。

　なぜ貸してくださらなかったのですか？　医療ミスだったのではないかと
心配です。

＜対応のポイント＞

　この方は、先ほどの２例とは少し雰囲気が違うと感じられたと思います。

　まず、この方は近隣の歯科でプロテクターを着用して検査を受けた経験から、歯科の撮影ではプロテクターの着用が必須だと考えられていました。しかし、この病院では貸してもらえなかったので、そのことに対して不信感を抱いているようです。

　また、「医療ミス」、「心配」というキーワードも出ていますので、「④　不信感・怒り型」に該当すると思われます。こういう場合はまず、不信感や怒りを十分に聴き出して、信頼関係を形成してから、情報提供する必要があります。

　そして、この方はプロテクターが必須と考えていることから、放射線は何らかの悪い影響を引き起こすと思われている可能性があります。その場合は、その誤解を解くこと、また、放射線によるどのような影響を心配しているのかを探る必要があります。

＜対応例：前半＞

患　者：近所の歯科で歯の撮影をしたときは防護服を着せてもらえたのに、この前こちらの病院で同じように歯の撮影をしたときは着させてもらえませんでした。

　　　　　なぜ貸してくださらなかったのですか？　医療ミスだったのではないかと心配です。

対応者：そうだったのですね。

　　　　　近所の歯科での撮影では防護服をお貸ししたのに、当院ではそのまま撮影されたということですね。

患　者：そうなんです。

対応者：それは配慮が足らずに、大変失礼いたしました。

患　者：あ、いえ、私も撮影する前に「防護服を貸してください」と一言言えばよかったんですが……、こちらこそ、先に言っていなくてすみません。

対応者：検査が進んでしまうと、言い出しにくかったですよね。

　　　　　本当に申し訳ありませんでした。

患　者：いえ、違うんです。

　　　　　実は……、その検査の後に妊娠がわかって、そのときに自分の行動を辿ると、こちらの病院で防護服を着ないで検査を受けたことを思い出した

んです。

そういえば、いつもの歯医者さんでは貸してくれてたのに、こちらでは貸してもらえてなかったということが気になって……。

対応者：うんうん（頷き）

患　者：それで、なぜ貸してくれなかったんだろうと考えて……、検査受けたことの後悔とか不安がだんだん怒りに変わってきて、冷静じゃなくなっていました。

責めるような言い方になってしまってすみません。

対応者：いえいえ、気になさらないでください。

他施設と違う対応をされて、ましてや妊娠されていたことがわかれば、不安になりますよね。

同じ立場なら、私でも不安になって、同じように怒っていたと思います。

患　者：ありがとうございます。

初めての妊娠で不安で、しかも放射線を浴びてしまって、もうどうしたらいいか……。

対応者：妊娠されて、放射線で被ばくをしてしまって、不安になられているのですね。

患　者：そうなんです。

対応者：放射線によるどのような影響を心配されているか、伺ってもいいですか？

＜途中解説＞

　まず、相談の最初に信頼関係が形成されていった過程は、読んでいただいて感じていただけたところではないでしょうか。

　このように、怒りや不信感を抱えられている患者さんの場合は、まずは相手の感情や怒りを受け止め、自施設のことであれば謝罪します。たとえこちらに非がないと思っても、相手が100％悪いということはめったにないので、共感できるポイント、謝罪できるポイントを探します。そしてこちらが真摯に謝罪すれば、相手も非を認めやすくなります。

　もし、対応者が開口一番に

「放射線を当てていないところに放射線はほとんど当たらないので、防護服を着なくてもまったく問題ありませんし、当院では着用してもらわないことになって

います」

「防護服が必要なときは、最初に言っていただかないと、こちらも対応しようが
ありません」

等と言ってしまうと、どうなるでしょうか？

「じゃあ前の歯科では無意味に防護服を着せていたんですか？」

「最初に防護服が必要かどうか、そっちが聞くべきでしょ！」

「こちらの検査のせいで何かあったらどうしてくれるんですか！」

と、下手をすればこのような言い合いになってしまい、信頼関係を形成すること
は難しくなってしまいます。その後の相談の展開はご想像の通りです。

　では、続きを見てみましょう。

＜対応例：後半＞

対応者：放射線によるどのような影響を心配されているか、伺ってもいいです
　　　　　か？

患　者：お腹の赤ちゃんに何か影響が出ないか心配です。

対応者：影響というと、具体的にどのような影響ですか？

患　者：それは……器官形成異常（奇形）になる確率が上がってしまったりして
　　　　　いないのでしょうか。

対応者：器官形成異常にならないか、ご心配されているのですね。

患　者：はい、もし中絶しなきゃいけなくなったりしたら、どうしようと思って
　　　　　……。

対応者：それは、心配になりますよね。

患　者：はい、すごく心配で……。

対応者：そうですよね。お気持ちわかります。
　　　　　ですが、今回の歯の検査を受けられて、防護服を着用していなかったと
　　　　　のことですが、検査された部位以外に放射線が当たることはありません。

患　者：そうなんですか？

対応者：はい、当たった放射線が跳ね返って、散乱するということもありますが、
　　　　　その影響は非常に小さいものです。

患　者：そうですか……。
　　　　　そしたら、防護服は何のためにあるのですか？

対応者：放射線は、少ない被ばくで体に影響が出るかどうか、明らかになってい

ない部分があります。

影響がまったくないと言い切れない以上、厳しく管理をするということが原則になっています。

ですが、影響があったとしても、検出できないくらい小さいものであるということはわかっています。

患　者：うんうん（頷き）

対応者：検査の被ばく線量でもそれくらい小さい影響なのですが、放射線が直接当たらない場所の影響となると、そこはもう施設の考え方の違いになってきます。

患　者：そうなんですね。

対応者：防護服を使う施設は、管理の原則に則って使用しているか、あるいは患者さんに安心してもらうために使用しているという施設もあります。

患　者：そうなんですか。

対応者：使わない施設は、ほぼ影響がないといえるのに、防護服を使うことで逆に不安にさせてしまうおそれがあるという理由や、防護服によってかえって被ばくを増やしてしまうという考え方もあります。

患　者：なるほど。

そしたら、とりあえず防護服を着ていなかったために重大な影響が出る、ということはなさそうですよね。

対応者：そうですね。

患　者：ありがとうございます。

安心しました。

対応者：それはよかったです。

ちなみに、胎児の放射線による器官形成異常等の影響ですが、放射線をここまで浴びなければ影響が出ないという上限があります。

（組織反応のしきい値を提示）

歯の撮影はこれくらいなので、もし直接お腹に放射線が当たることがあったとしても、これらのいずれの影響も出ることはありませんし、今回の検査が中絶の原因となることはもちろんありません。

患　者：そうなんですね。

そしたら、何回も何回もお腹に放射線検査しないと、器官形成異常に

なったり、発達が遅くなることはないんですね。

対応者：そうですね。

しかも、これらの線量を超えても、99％の人には影響が出ないことがわかっています。

ちなみに、被ばく等何もなかったとしても、器官形成異常の自然発生率は 3〜5 ％程度あると言われています。

患　者：そうなんですか。

そしたら、今回の被ばくのせいで器官形成異常になる確率が上がったりすることはないんですね。

本当に安心できました。

ありがとうございました。

＜解説＞

　この事例の主訴は、妊娠中の組織反応となっています。そのため、ここでの説明では

・照射された部位以外に直接放射線は当たらないため、腹部の被ばくはほぼないと考えられること

・心配している影響は、放射線をここまで受けなければ影響が出ないという上限（しきい値）があること

・しきい値を超えても、99 ％の人には影響が出ないこと

・器官形成異常の自然発生率は 3〜5 ％程度であること

を伝えています。

　また、中絶という言葉が出たので、明確に否定しておくことも重要です。

7·3　まとめ

　ここで紹介した対応例はあくまでも一例ですので、絶対にこのように進めなければならないということはありませんし、当然ながら患者さんの返答によってかける言葉も変わってくるため、完全にトレースすることはできません。

　ただ、これらの対応例の重要なポイントは

・最初に患者さんの気持ちに十分寄り添い、理解するように努め、否定しない

7章　医療被ばく相談の実際

・患者さんの「そうなんですね」や、「なるほど」等を引き出しながら、理解に合わせた情報提供をする
・対応者が安全を押し付けない
　（例えば、100 mSv に比べたら少ないですよね、とこちらが言ってしまうのではなく、患者さんに思ってもらう）
・患者さんが自ら解決策を考える
ということになります。

　また、これらの例のなかでは出せませんでしたが、このように対応しても納得されない場合、検査のベネフィットを伝えることも効果的です。これらの点について意識しながら、相談を進めていただけたらと思います。

　ここで紹介した事例は、実際に対応した記録ではなく、医療被ばくに関する質問や背景と、その対応による返答をシミュレートしたものです。なので、実際にはこんなに上手くいくわけない、と思われた方もおられるかもしれません。

　ですが、実際の事例ではないものの、私自身、似たような事例は多数経験してきました。そして、ここでご紹介したような方法で、丁寧に対応することで、実際に安心してご納得いただけた方は何人もおられます。

　本書の冒頭で述べた通り、本書の方法で医療被ばく相談を実施すれば、患者さん 100 人が 100 人とも満足できるというような、そんな魔法のようなものではありません。それは、患者さんも対応者も人間であり、人は好みも、感じ方、考え方も、日によって感情や、人同士の相性も様々で、本書のテクニックでそれらを無にできるわけはないからです。

　ですので、相談を受けていてどうしても上手くいかない場合、自分では対処できないと判断した場合は、無理をせずに対応者を変えることも大切です。場合によっては、心理専門家を頼らなければいけないケースもあるかもしれません。

　それでも、本書で示した医療被ばく相談対応を心がければ、確実に医療被ばく相談のゴールにたどり着ける確率は上がるはずです。

　診療放射線技師として、最高の検査を実施するために様々なモダリティについて勉強したり、研究するのは本当に素晴らしいことだと思います。ですが、最高の検査も、患者さんに受けてもらえなければ意味がありません。最高の検査を実施できるあなたが、患者さんに最高の検査を受けてもらうために本書の知識を最大限に活用していただけたら、著者としてこれほど嬉しいことはありません。

あなたの対応で一人でも多く、安心して放射線検査を受けられる方が増えることを心から願っています。

8章

医療被ばく相談記録

　医療被ばく相談が無事に終了したら、やらなければならないことがあります。それは、記録を残すことです。

　これは絶対やらないといけないのか、と聞かれると、法律で定められているわけではありませんので、そういう意味では必須ではありません。しかし、絶対に残しておいたほうがいい、むしろ残しておくべきではないかと私は思います。

　医師や看護師の方であれば、カルテへの記録は日常的に実施されているため、抵抗なく実施できると思われますが、診療放射線技師であれば法的に必要な記録としては照射録くらいで、実施した内容を文章として残すことはほとんどありません。そのため、診療放射線技師は記録すること自体にあまり馴染みがないですし、記録するということはハードルが高い、と感じられる方もおられると思います。

　本章では、医療被ばく相談を対応した際に、記録を残すべき理由と、必要な記録の項目やその書き方について、一例を提示しながら解説していきます。

8·1　相談記録の意義

8·1·1　相談記録の目的

　医療被ばく相談は、被ばくに不安を感じている相談者（患者さんまたはその家族）への対人援助であるため、目に見えない、形のないサービスであるといえます。

そのため、どのような形でそのサービスが実施されたのかは、相談者と医療被ばく相談を受けた対応者にしかわかりません。

また、医療被ばく相談はそのときの状況に対して何らかの対応や介入を行いますが、対応者の言動には必ず根拠となる判断があり、根拠となった情報があります。そのため、自分が行った対応や介入が判断として適切であると説明がつくか、専門家としての対応の裏付けとして、記録は重要となってきます。

つまり、医療被ばく相談のような対人援助における記録を書く目的は、**自分が実施した相談支援はどのようなものであったか、ということを透明化すること**にあります。

そのため、対応者本人のためのものではなく、相談者や第三者（対応者の同僚やその他の病院スタッフ、患者さんの関係者等）が相談対応の内容について把握するためのものであるといえます。

どのような支援を行ったのかを記録していると、具体的には以下のようなメリットがあります。

・何らかのトラブルが起きた場合、対応が適切であったかどうかを判断、証明できる
・相談終了後の相談者の様子がどうだったのか、という結果がわかりやすい
・相談業務を担当するスタッフ間の意識や相談業務の統一化、知識の共有やフィードバック等ができる
・他職種との情報共有、連携を図ることができる

逆にいえば、記録をしていないとこれらのメリットが享受できないので、ある意味自分を危険にさらしてしまう可能性もあります。

たとえば、医療被ばく相談において、何らかのトラブルによって相談記録の開示請求が発生した場合は、医療機関として「個人情報の保護に関する法律」を遵守し、記録を開示しなければなりません。

開示請求までされる可能性は極めて低いと思われるものの、ゼロではありませんよね。もし、そんなときに記録がなかったら、あるいは記録が乏しかったら、どうなるでしょうか。言った、言わない、説明した、聞いてない……と、問題が長期化することは必須です。自分を守るためにも、記録は残しておくべきだと私は思います。

8章　医療被ばく相談記録

> **まとめ**
> ● 記録を残す目的は、自分が実施した相談支援はどのようなものであった
> 　か、ということを透明化するため

8・1・2　医療被ばく相談における倫理的責任と義務

　一般的に相談業務には、相談者に関する、相談によって知り得た情報を漏らさ
ない、という**守秘義務**が倫理的に課せられます。守秘義務が遵守されることによ
り、相談者との信頼関係が構築され、相談者も安心して苦悩等すべてを話すこと
ができます。

　記録の重要性は先に述べた通りであるものの、医療において診療の一環として
情報を残し共有する、という病院スタッフの一員として課せられる義務と、相談
者を保護するという倫理的責任という二つの立ち位置は、ときとして拮抗してし
まいます。

　ではどうしたらよいのかというと、相談者との関係を優先し、相談者に承諾を
得た場合のみ、相談記録をカルテに記載するようにします。

　相談内容を主治医に知られたくない等の理由から、相談者にカルテ記載の承諾
が得られなかった場合には、医療被ばく相談を対応した旨のみをカルテに記載し
て、相談記録はカルテとは別の形式で作成し、管理するようにします。

　そうすることで、相談者との信頼関係を保ちつつ、医療被ばく相談対応を実施
したことを他職種間で情報共有することができ、対応者としての義務を果たすこ
とができます。

> **まとめ**
> ● 相談業務には守秘義務が課せられる
> ● 相談者に承諾を得た場合のみ相談記録をカルテに記載し、承諾が得られな
> 　い場合は別の形式で管理する

8・2 相談記録の実際

8・2・1 相談記録内容

　相談記録は、対応者として提供したサービス内容を第三者に伝える唯一の証明です。

　相談記録のポイントとしては、記録を読んだ人が、以下のことを把握できるかどうかが重要になってきます。

・いつ、誰に、誰が、どこで、どのような内容で、どのように相談が実施されているか
・見立てや対応等、相談の進め方は問題がなさそうか
・適切な説明が行えているか（必要な情報を伝え、不適切な情報を伝えていないか）
・相談者が相談終了後どのような様子であったか（不安は解消したか、最終的にどのような判断をしたのか等）

　最低限これらの情報を読み取れるような相談記録を作成することを意識していただけたらと思います。

8・2・2 相談記録の形式例

　第三者が状況を理解し、把握できるような記録の形式を提案します。

＜情報項目＞

① 患者 ID、氏名
② 対応日、時間
③ 対応場所

　対応場所を項目として挙げているのは、相談対応を行うための決められた場所がないことや、面談形式以外に電話対応やメール対応を行っている場合に必要となります。

④ 特記事項

　相談対応開始までの相談者の様子や、相談対応開始までに時間を要したこと等、記録として残しておくべき事柄があれば記入しておきます。

8章　医療被ばく相談記録

＜対応内容＞

　医療現場で広く普及している記録の形式としてSOAP形式というものがあります。

　このSOAP形式は普及率が高いのですが、医療被ばく相談に取り入れるには以下の問題点があります。

・慣れるまでに時間を要する

・相談援助記録としては形式に課題がある

・医療被ばく相談では相談者の話が二転三転することがあるため、S（Subjective：主観的情報）とO（Objective：客観的情報）を分けることが困難な事例がある

　よって、ここではSOAP形式のSとOを組み合わせたDAP形式をおすすめします。

⑤　D：情報（Data）

　相談対応に至った経緯や主訴を把握するまでの相談者とのやり取りの内容

⑥　A：見立て（Assessment）

　相談者とのやり取りで得た情報をどのように判断して主訴を把握したか

⑦　P：対応（計画内容：Plan）

　把握した主訴に対して行った対応から相談終了の判断に至るまでを具体的に記入する。

　相談対応を行う契機となった情報（D）と、得た情報から対応者がどのように見立て（A）、実際に行った対応（P）の3点について記載し、見立ての根拠が情報に、対応の根拠が見立てに書かれて一つのストーリーを構成しているように作成します。

＜その他＞

⑧　カルテ記載、学会発表等への同意確認

⑨　報告日、対応担当者名

8・2・3　相談記録の作成方法

　相談記録においておそらく一番難しいのが、対応内容の書き方です。これを書くときは、第三者が相談対応を把握しやすいように、読み手を意識しながら作成します。

具体的には、以下のような手順で書くと書きやすいです。

① 頭のなかで様々な情報を時系列で整理する
② 整理できた内容を書き出す
③ 主観と客観が混在しないようにする
④ 相談者が伝えた内容（事実）と対応者の判断が明確に分離されているようにする
⑤ 実践の根拠（判断）を言語化する
⑥ 説明した内容を明文化する

　文章を書くときは、つい"上手な文章"を書くことに気がとられてしまいがちです。ですが、相談記録の場合、そこに気を取られてしまって、相談対応を明文化する作業を疎かにしてしまうということがあってはなりません。

　"上手な文章"を書かなければ、という意識はいったん置いておいて、自身の対応を正確に言語化することに注力する必要があります。どのように対応したのかを、正確かつ客観的に伝えることが一番重要であり、決して流麗な文章表現が求められているわけではない、ということを肝に銘じておく必要があります。

8・3　相談記録の具体例

　参考までに、相談記録の一例を示しておきます。なお、内容は架空の相談です。

8章　医療被ばく相談記録

【記録例 1】

医療被ばく相談記録

ID　　○○○○○○	氏名　××××
対応日　　20○○年×月△日	対応時間　15時00分〜15時30分
対応場所　外線電話	
特記事項　「腹部CT検査を受けた後、妊娠が発覚した。被ばく線量を教えてほしい」という問い合わせが外線であった。11時頃で対応できるスタッフがおらず、即時対応困難であったため、後でこちらから電話することとした。	

D：情報

相談者の女性は×月○日に受診し、同日腹部CT検査を受けた。その後、産婦人科を受診し、相談者の妊娠が発覚した。×月にCT検査を受けていることを産婦人科医に相談したところ、おそらく問題はないが、念のためにどれくらい被ばくしたのか聞いてみることを勧められたため、今回の相談に至った。被ばくによる具体的な心配事があるのかを確認すると、産婦人科医に被ばくの程度を聞くように言われてから、胎児への放射線の影響は大丈夫だったのか不安になってきたようであった。

A：見立て

妊娠中に受けた腹部CTにおける胎児の被ばくの影響の程度が知りたい

P：対応

腹部CTによる一般的な被ばく線量（子宮の吸収線量＝15〜20 mGy）と、胎児に影響を及ぼすしきい値（100 mGy）の比較をして、今回の放射線検査は、胎児に影響が出る線量ではないことを説明した。上記の説明で納得していただき、また後日気になればいつでも対応することを伝え、終了とした。

なお、カルテ記載については、被ばく相談記録を主治医が見た際、なぜ自分に聞いてくれなかったのかと思われたら嫌だということで拒否された。

カルテ記載同意確認　　　　　×	学会発表等同意確認　　　　○
報告日　20○○年×月△日	対応者　診療放射線技師　A

【記録例2】

医療被ばく相談記録

ID　　△△△△△△△	氏名　◇◇◇◇◇◇
対応日　　20○△年○月□日	対応時間　16時00分～17時00分
対応場所　患者面談室	
特記事項　なし	

D：情報

　相談者より、息子が頭部CT検査を受けた際の線量について教えてほしい、という問い合わせがあった。まず、CTを撮影することになった経緯について相談者に確認したところ、息子がソファーから落ちて頭を打ち、その後嘔吐した。心配になり救急外来を受診し、CTが必要と言われたため検査を受けた。結果自体は異常がなかったものの、その後被ばくについて気になり、知人に相談したところ、放射線は白血病になるから良くないと言われて余計に心配になった。相談者自身もインターネットで調べて、更に不安を感じたようである。相談者に心配事で具体的なものはあるか確認したところ、特に具体的なものはなく、漠然とした不安を抱えているようであった。

A：見立て

　息子がCT検査を受けて、被ばくしたことによる不安

P：対応

　まず、頭部CTの1回分の線量（約4 mSv：実効線量）をお伝えした。そして、医療における検査による被ばく線量は低線量被ばくといって、今回の検査も含め、発がん以外の影響は出ないほどの低い線量であることを説明した。また、発がんのリスクについても、リスクがあるという明確な事実があるわけではなく、現在の科学では、その影響の有無についてリスクが小さすぎて解明できず、あったとしてもその影響は極めて低いものであることを説明した。

　次に考え方として、影響があるかないか不明なものよりも、むしろ、外傷によって脳に何かあったらお子様の将来に関わってくることを伝え、検査を受けない場合と受けた場合のリスクとベネフィットについて一緒に考えた。すると、相談者は検査の重要性を理解されたようで、「安心しました」と言われた。また不安を感じた際にはいつでも対応することを伝え、相談終了とした。

カルテ記載同意確認　　　　○	学会発表等同意確認　　　　○
報告日　20○○年×月△日	対応技師　診療放射線技師　B

8章　医療被ばく相談記録

　対人援助を行うのであれば、対応するだけでなく、記録まで書くことが業務の一環であると私は考えています。記録することは、メリットや、自分を守ること以外にも、診療放射線技師が実施している医療被ばく相談記録を目に見える形で残すこと自体が、私たちの仕事の実績を残すことにもつながるからです。

　カルテに実績を相談記録として残すことで、他の医療従事者の目に触れることになり、チーム医療における診療放射線技師の存在意義が深まることも期待できるのでは、と思っています。

　多くの診療放射線技師が被ばく相談記録を作成し、カルテに記載してくれることを願っています。

参考文献

・八木亜希子『相談援助職の記録の書き方』中央法規出版、2012
・八木亜希子『相談援助職の「伝わる記録」』中央法規出版、2019

9章 電子メールによる医療被ばく相談対応

ここまでは、対面での医療被ばく相談について解説してきました。しかし、医療被ばく相談は対面による面談形式だけで実施されるとは限りません。

病院等の医療機関で直接患者さんに質問をされる場合は基本的に対面となると思いますが、以前より、学会や職能団体では電子メールによる相談対応が行われていました。

電子メールによる医療被ばく相談は、その利便性の高さから、近年では学会や職能団体だけでなく、病院等の事業所単位で電子メール対応を実施しているところも増えてきています。

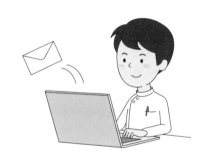

ここでは、電子メールによる医療被ばく相談の特徴と、電子メールで相談を受ける際の注意点をお伝えします。

9・1 電子メールによる医療被ばく相談の特徴

電子メールを利用した医療被ばく相談(以下、メール形式)への対応法においても、対面での相談対応(以下、面談形式)と同様に、不安に寄り添いながら主訴を把握し、不安の内容に応じて情報提供を行います。

メール形式が面談形式と比較したときの大きな違いは2点あります。それは
・直接話をせず、すべて文章でやり取りする

・相談者、対応者の双方の姿が見えない

ということです。これによって、様々なメリット、デメリットが生じます。

　ここでは、そのメリットとデメリット、さらにデメリットに対する注意点をお伝えします。電子メール相談対応の相談員になることが決まっている方、また施設において電子メールの相談対応の導入を検討されている方は、是非参考にしてください。

9・1・1　電子メールによる医療被ばく相談のメリット

　まず、メール形式のメリットを知らなければ、メール形式の相談対応に挑むことも、導入を提案することもできません。

　メール形式には、面談形式と比べて次のような六つのメリットがあります。

① 直接話をするよりも正しく伝えられる場合がある

　伝えたいことを文章で上手く表現することができれば、直接の対話よりもむしろ伝えたいことを正確に伝えられる場合があります。

② 繰り返し読み返すことが可能である

　対面ではやり取りを記憶として思い出さなければなりませんが、メールだと文章で残るので、何度でも読み返すことができます。これは対応者、相談者の双方に大きなメリットとなります。

③ 相談内容の課題が整理しやすい

　文章を繰り返し読むことで、相談者の気付きが得られやすかったり、認知の見直しにつながったり、相談者自身の課題が見えてくることもあります。また、対応者にとっても、あの対応はよかったのかという反省や振り返りがしやすくなります。

④ 非対面で相談者の匿名性が守られており、相談のハードルが低くなる

　相談者は、自分の素性を隠して相談することができます。そのため、面談形式ではなかなか言いにくいことも言いやすくなります。匿名性が守られるため、相談するというその行動のハードル自体が低くなり、相談しやすくなります。

⑤ 対応者とつながっている安心感がある

　いつでもどこでも連絡できるといった対応者とのつながりは、相談者としては安心材料になります。

⑥ 時間的な制約が少ない

　時間が限定されないため、相手の都合を邪魔することがありません。また、相手が忙しいかな、というように、相手の都合を考慮して遠慮してしまうということがなく、自分の都合のいい時間に送れるため、面談形式に比べて比較的自由な時間にメールすることができます。

　このように、メール形式ならではの文章でのやり取り、匿名性、時間の自由度によって様々なメリットがあります。これを上手く活用すれば、より多くの医療被ばくに関して悩む方の手助けになるでしょう。

まとめ

- 電子メールを利用した医療被ばく相談は、文章でやり取りすることによる様々なメリットがある
- 電子メールを活用することによって、より多くの医療被ばくに関して悩む方の手助けができる

9·1·2 電子メールによる医療被ばく相談のデメリットと注意点

　前述したように、メリットも多いメール対応ですが、対面で話せないため、伝えられる情報が文章のみになってしまうこと、また、顔、姿、表情が見えないことによるデメリットも存在します。ここでは、それらのデメリットについて考え、注意するポイントについてお伝えします。まず、デメリットは次の通りになります。

① 双方の文章を読む能力、文章力に左右されてしまう

　文字情報だけなので、表現を読み取るスキル、相手に自分の考え、思い等を伝えられるような文章力が求められます。

　メール独自のニュアンスが難しかったり、伝えたいことを伝えられるような言い回しがなかなか見つからなかったり、口頭なら簡単に伝えられるのに、文字にすると難しい……と感じてしまうケースも往々にしてあります。書き手と読み手で感じ方が違い、誤解や思い違いが生じることもあります。

② 書き言葉による展開では非言語の情報が伝わらず、感情が読み取りにくくなるため、真意が伝わりづらくなる

　喜びや悲しみ等の感情を表情やしぐさで表現して、相談者が共有しようとしたり、もしくは対応者がそういった相談者の非言語の情報を読み取るといったようなやり取りは、対面だからこそ行えるものとなります。

　文字情報のメールでは非言語の表現は伝わらず、いくら上手く文章表現したつもりでも、なかなか思ったように伝わらないことがあります。

③ 感情が歪曲されて伝わる可能性がある

　伝えたい自分の感情を文章にするという作業によって、思いや気持ちを伝えることができなかったり、文章をきれいに書こう、ということを意識しすぎて感情が歪曲されてしまう、ということがあります。

④ 相談者の実態がつかみにくい

　メールだけで相手を想像しながら対応するので、実は想像とまったく違う、なんてことが考えられます。

　また、相談者の実態を対応者が想像することで、それが想像通りかそうでないかはわからなくても、対応者の準拠枠、いわゆる色眼鏡で見てしまう可能性があります。

⑤ 相談者の状況がわからない

　相手の様子がわかりにくいため、相手が現在どのような状況になっているのかがわかりません。メールを送ってからなかなか返信がなかった場合にも、その理由はわからないことが多いですし、わかるとしても次のメールで明らかになることがあるかどうか、というくらいです。

　「どう返信しようかな？」と感情を整理していたり、考えこんでしまったり、つい返信を忘れてた、別の用事で忙しくなってしまった、という場合であれば、待ちさえすれば返信は返ってくることが多いですが、対応者の真意や感情を勘違いしたり、望んでいる対応と違ったりして「もういいや」と思われてしまい、中断されたという可能性もあります。

⑥ 匿名性による中断が起こりやすく、中断の事情がつかみにくい

　相談者が「何か合わないな」「相談をやめようかな」と思ったときに、本名等を伝えていないため、相談もしやすいですが、やめるのもハードルが低いということがあります。

9・1　電子メールによる医療被ばく相談の特徴

しかも中断された場合、突然返事がなくなってしまうので、対応者としてはもう悩みが解決したのか、ニーズに合わなかったのか、なぜ中断されたのかという理由がわかりません。

⑦ 相談者のニーズがわかりにくい

ちょっと教えてほしいのか、不安を感じて相談したのか、相手のニーズを読むのに対面よりも情報が少ないので、相談者が何を求めているのか少しわかりづらいことがあります。

⑧ 非同期性による時間のずれにより、危機介入の機会を失する可能性がある

対面でのやり取りとは違い、メールは送信、受信のやり取りが数日空くことが多くなります。万が一、「死にたい」等と自殺を考えているような緊急性の高い相談の場合は迅速な介入が求められますが、メールだと相手のリアルタイムの状況がわからず、適切なタイミングで介入できない場合があります。

⑨ ひやかしが増える可能性がある

匿名で相談することへのハードルが低いために生じることがあります。

以上のように、メール形式ならではのデメリットがあり、これらを念頭に置いて対応することが求められます。

特に注意すべきことは、文章なので気持ちが正しく伝わっていないかもしれないということ、お互いの顔、表情、姿、状況が見えないため、思い違いが双方にあるかもしれないということです。そのため、対面で話す以上に言葉選びは慎重にする必要があります。

また、相手の状況が見えない、中断の意図がわからないということがありますが、こちらの真意も正しく伝わっていないということがあります。

なので、その場合はただ返信を待つだけでなく、場合によってはこちらから時間を空けてもう一度メールを送ってみるということも必要です。

まとめ

- 電子メールを利用した医療被ばく相談は、顔や姿が見えず、文章でのみのやり取りのため、それによるデメリットもある
- 伝えるのが文章のみなので、気持ちが正しく伝わっていないかもしれないということ、お互いの顔、表情、姿、状況が見えないため、思い違いが双

9章　電子メールによる医療被ばく相談対応

方にあるかもしれないということを念頭に置いておく

9·2　電子メールによる 医療被ばく相談対応の実際

　では、実際に電子メールで医療被ばくに関する質問を受けたらどうするのかというと、まずはしっかり文面を読み、初回の返信を行います。

　メール形式においても面談形式と同様で、コンサルティング重視の医療被ばく説明が必要なパターンか、不安に寄り添うカウンセリング重視の医療被ばく相談対応が必要なパターンかに分けられます（4·1節「カウンセリング対応が必要なパターンと見極め方」参照）。

　ですので、実際に返信を考えていく前に、**まずは電子メールにおける質問内容がどちらのパターンに当てはまるのかを見極めることが重要**になります。質問がどちらかのパターンかによって、対応方法、つまり返信の内容を変える必要があります。

　ここでは、実際にメール形式での対応を進めていくにあたって、質問内容の見極め方やそれぞれの対応法等、気を付けるべきポイントをお伝えします。

9·2·1　電子メールの場合の質問パターンの見極め方

　メール形式においても面談形式と同様に、質問を受けたら、まずはコンサルティング重視の医療被ばく説明が必要なパターンなのか、不安に寄り添うカウンセリング重視の医療被ばく相談対応が必要なパターンなのかを見極めます。

　しかし、その見極め方は面談形式の場合とは異なり、不安な様子や表情を見たり、話す様子、言葉を紡ぐ様子を知ることはできません。

　ではどのように判断するのかというと、もちろん文面のみの情報で判断するのですが、重要なポイントは「文面が整っていて、知りたいことが明確かどうか」というところになります（図9·1）。

　コンサルティング重視の医療被ばく説明対応の場合、文面が整っていることが多く、また、知りたいことも明確であり、心理的な不安の訴えが少ないことが特徴です。放射線検査に対してもどちらかというと肯定的であったり、もしくは中

170

9・2 電子メールによる医療被ばく相談対応の実際

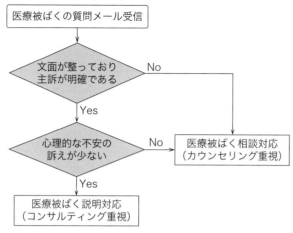

図 9・1　電子メールの場合の質問パターンの見極め方

立的な立場で捉えていることが多いです。

医療被ばく説明対応の質問例（架空の相談）

　先日受けた CT 検査の被ばく線量について相談させてください。

　先日、腹痛のために救急外来を受診したのですが、虫垂炎を疑うとのことで腹部レントゲンと腹部 CT の検査をしました。

　結果的には虫垂炎であり、適切な処置を受けて助かったのですが、ただ、CT 検査は今まで受けたことがなかったので、被ばくについて気になり、質問させてもらうことにしました。

　CT 検査では写真を何枚も撮られていたようなので、おそらくレントゲン等と比較して被ばく線量はかなり多かったのでは、と考えているのですが、それによって今年はもうレントゲンの検査をなるべく受けないほうがいいのか、どのくらい期間を空ければ検査を受けても大丈夫なのか、それとも、それほど気にしなくてもいいものなのか気になりました。

　今後どのようにすればいいか、教えていただけますでしょうか。

　こちらは文面も整っていて、「今後どのようにすればいいか」と相談者自身が聞きたいことを明確にしており、主訴がわかりやすい文章となっています。ま

9章　電子メールによる医療被ばく相談対応

た、放射線検査の有用性についても理解しており、どちらかというと放射線検査に肯定的であることがうかがえます。

一方、心理的に強い不安を抱いている方のメールは文章として整っていないことがあったり、主訴が明確でないことがあります。「眠れない」「つらい」「後悔」「悩んでいる」等の不安を抱いている可能性のあるキーワードが見られることもあります。放射線検査に対しては、否定的な感情を持っているケースが多いです。

医療被ばく相談対応の質問例（架空の相談）

先日、腹痛があり救急で受診しました。

そのとき、腹部のレントゲンと CT の検査をしました。

CT 撮影は失敗したのか、何度も息を止めさせられ、何度もベッドが動いたので、多く被ばくしたと思います。

３回くらいベッドが動いていた場合、被ばく線量はどれくらいですか？

普段から放射線等体に悪いことは気を付けているのに、レントゲン検査を受けたことをとても後悔しています。

しかも、妊娠を考えていたのに、卵子や胎児への影響は問題ないでしょうか。

心配で眠れない日々を過ごしております。

下線部が、相談者の不安を示唆するキーワードとなります。また、「放射線は昔から体に悪いと気を付けている」ということから、放射線検査についてもともと否定的な印象を持っていることが考えられます。このような場合は、カウンセリング重視の医療被ばく相談対応をする必要があります。

このような方法で、初回の質問メールの質問内容を、コンサルティング重視の医療被ばく説明が必要なパターンなのか、不安に寄り添うカウンセリング重視の医療被ばく相談対応が必要なパターンなのかを見極めることができます。

どちらのパターンなのかの目星をつけたら、それぞれのパターンに応じた返信を考えていきます。

まとめ
- まずは質問のパターンを見極めること

9・2 電子メールによる医療被ばく相談対応の実際

- 医療被ばく説明対応の場合、メールの文面が整っている、知りたいことが明確、心理的な不安の訴えが少ない、放射線検査には肯定的または中立なことが多い
- 医療被ばく相談対応の場合、メールの文面が整っていない、主訴が不明確、不安を示唆するキーワードが含まれる、放射線検査に否定的という特徴が見られる

9・2・2 電子メールでの対応開始時の対応（初回の返信）

質問からパターンを見極めることができたら、実際に返信内容を考えていき、初回のメールを送信します。

その際に伝えるべき項目は、以下の通りです。

- **医療被ばく説明対応（コンサルティング重視）の場合**
① 挨拶、自己紹介
② 匿名性の担保、個人情報保護に関すること
③ 初回質問内容の要約
④ ③に対する情報提供
⑤ 理解できたかを確認する質問

- **医療被ばく相談対応（カウンセリング重視）の場合**
① 挨拶、自己紹介
② 匿名性の担保、個人情報保護に関すること
③ 初回質問内容の要約
④ つらさ、悲しみ、不安への共感
⑤ 時間的制約はないこと
⑥ 返信には時間を要すること
⑦ 次のメールにつなげる質問

医療被ばく説明対応（コンサルティング重視）の場合は、質問が明確であることが多いため、疑問に対して迅速に回答します。

相談者の理解度にもよりますが、初回のメールから情報量が多くなってしまっても問題ないことが多く、それよりは疑問を解決する形で情報提供することを優先します。

9章　電子メールによる医療被ばく相談対応

やり取りも数回で終わることが多いため、今後の返信に時間がかかること等は特に伝えなくても問題ないことが多いです。むしろ、早く回答を知りたいので、余計なことを伝えるとかえってまどろっこしく感じたり、相談者をイライラさせてしまうことがあります。

一方、医療被ばく相談対応（カウンセリング重視）の場合は、情報提供は慎重に行わなければいけません。

もともと放射線検査に否定的な考えを持っているケースも多いのに、いきなり放射線検査の安全性や有用性を伝えたところで受け入れてもらえません。まずは不安に寄り添いながら、信頼関係を形成し、時間をかけて丁寧に対応し、主訴を把握する、ということが必要になります。そのためにも、返信は急かさないほうがいいため、時間的制約がないことを伝えます。こちらも慎重に返信内容を考えなければなりませんので、返信には時間がかかることをあらかじめ伝えておきます。

メールのやり取りは複数回に及ぶことが多くなります。

まとめ
- 質問のパターンを見極めたら、それに合った返信を作成する
- 医療被ばく説明対応の場合は、質問に対して迅速に回答するのに対し、医療被ばく相談対応の場合の情報提供は慎重に行う必要がある

9・2・3　返信例① 医療被ばく説明対応の場合

では、先ほどの質問例に対して、実際に返信を作成してみましょう。

医療被ばく説明対応の質問例（架空の相談）
　先日受けた CT 検査の被ばく線量について相談させてください。
　先日、腹痛のために救急外来を受診したのですが、虫垂炎を疑うとのことで腹部レントゲンと腹部 CT の検査をしました。
　結果的には虫垂炎であり、適切な処置を受けて助かったのですが、ただ、CT 検査は今まで受けたことがなく、被ばくについて気になり、質問させてもらうことにしました。

174

9・2 電子メールによる医療被ばく相談対応の実際

CT 検査では写真を何枚も撮られていたようなので、おそらくレントゲン等と比較して被ばく線量はかなり多かったのでは、と考えているのですが、それによって今年はもうレントゲンの検査をなるべく受けないほうがいいのか、どのくらい期間を空ければ検査を受けても大丈夫なのか、それとも、それほど気にしなくてもいいものなのか気になりました。

今後どのようにすればいいか、教えていただけますでしょうか。

ここで、9・2・2項「電子メールでの対応開始時の対応（初回の返信）」で示した「医療被ばく説明対応（コンサルティング重視）の場合」の
① 挨拶、自己紹介
② 匿名性の担保、個人情報保護に関すること
③ 初回質問内容の要約
④ ③に対する情報提供
⑤ 理解できたかを確認する質問
に当てはめて、返信を作成していきます。

医療被ばく説明対応の質問への返信例

① 初めまして。

　　○○病院の△△と申します。

　　今回、Ａ様の担当をさせていただきます。

　　よろしくお願いいたします。

② まずは、私とのメールのやり取りに関しまして、第三者に漏洩することはございませんのでご安心ください。

③ メールを拝読しました。

　　先日は腹痛での救急外来受診、大変だったことと存じます。

　　無事に虫垂炎と診断され、適切な処置を受けられたとのことで、何よりです。

　　そして今回は、そのときの腹部 CT の検査を受けられ、その被ばくは多かったのではないか、さらに、今後の検査についてどのように考えたらよいかを知りたい、ということですね。

④ 結論から申し上げますと、医療に関する被ばくには制限がありませんの

9章　電子メールによる医療被ばく相談対応

で、これからも必要な検査があれば受けていただいて問題ありません。

　制限がない、というと少し不安に思われるかもしれませんが、医療被ばくに制限がないことには理由があります。

　それは、制限をかけてしまうことで、必要な検査が受けられなくなるということはあってはならないためです。

　今回、CT検査を受けることで早期に適切な診断と治療ができたことは、A様にとって非常に大きなメリットとなったわけですが、この場合、被ばくのリスクよりも得られる利益がはるかに大きかったといえます。

　今後の検査についても、被ばく線量を気にされることはあると思いますが、必要な医療検査を避けることで病気の早期発見が遅れるリスクもあります。

　そういった理由のため、医師と相談の上、必要とされる検査は適宜受けることをお勧めします。

　ですので、被ばくよりもメリットがあると医師が判断した検査においては、受けていただいたほうがよいということになります。

⑤　この内容でご理解いただけましたでしょうか。

　ご不明な点やご質問がございましたら、どうぞ遠慮なくご連絡ください。

　これはあくまで一例ですが、大まかな流れはこのように作成していくとやりやすいと思います。重要なことは、相談者のメールの意図をくみ取り、主訴を把握して、必要な情報提供を行うことです。

　ただ、医療被ばく説明の対応か、医療被ばく相談の対応かを初回メールの文面のみでは判断できないこともあります。また、医療被ばく説明の対応と思っていきなり情報提供しても、実は違ったということも往々にしてあります（もちろんその逆もあります）。その場合は相談者の返信によって明らかになっていくことが多いので、対応方法は臨機応変に変えていく必要があります。

　ちなみに説明しても納得していただけなかった場合はどうなるかというと、相談者の文面は一見変わっているように見えても、まったく同じ訴えの内容が返ってきます。

　つまり、同じ質問がループしているときは、対応方法を変えなければならない、というサインになります。

9・2　電子メールによる医療被ばく相談対応の実際

まとめ
- 医療被ばく説明の対応の場合、相談者のメールの意図をくみ取り、主訴を把握して、必要な情報提供を行うこと
- 医療被ばく説明の対応か、医療被ばく相談の対応かを初回メールの文面のみでは判断できないこともあり、対応方法は臨機応変に変えていく必要がある

9・2・4　返信例② 医療被ばく相談対応の場合

では、次は医療被ばく相談対応の質問例に対して、返信を作成していきます。

医療被ばく相談対応の質問例（架空の相談）
　先日、腹痛があり救急で受診しました。
　そのとき、腹部のレントゲンと CT の検査をしました。
　CT 撮影は<u>失敗</u>したのか、何度も息を止めさせられ、何度もベッドが動いたので、多く被ばくしたと思います。
　3 回くらいベッドが動いていた場合、被ばく線量はどれくらいですか？
　普段から放射線等体に悪いことは気を付けているのに、レントゲン検査を受けたことを<u>とても後悔しています</u>。
　しかも、妊娠を考えていたのに、卵子や胎児への影響は問題ないでしょうか。
　<u>心配で眠れない日々を過ごしております</u>。

　次は、9・2・2 項「電子メールでの対応開始時の対応（初回の返信）」で示した「医療被ばく相談対応（カウンセリング重視）の場合」の流れに沿って
① 挨拶、自己紹介
② 匿名性の担保、個人情報保護に関すること
③ 初回質問内容の要約
④ つらさ、悲しみ、不安への共感
⑤ 次のメールにつなげる質問

177

9章　電子メールによる医療被ばく相談対応

⑥ 時間的制約はないこと
⑦ 返信には時間を要すること
に当てはめて、返信を作成していきます。

医療被ばく説明対応の質問への返信例

① 初めまして。
　　○○病院の△△と申します。
　　今回、Ａ様の担当をさせていただきます。
　　よろしくお願いいたします。
② まずは、私とのメールのやり取りに関しまして、第三者に漏洩すること
はございませんのでご安心ください。
③ メールを拝読しました。
　　腹痛で救急受診をしたときに、腹部のレントゲンと造影CT撮影を受け、
そのときの造影CT撮影で、失敗されたのか、多く被ばくしたのではないか
と思い、その被ばく線量を気にされているのですね。
④ また、レントゲン検査を受けたことをとても後悔されていること、そし
て、心配で眠れない日々を過ごしておられること、とてもつらい思いをさ
れているとお察しします。
　　睡眠不足や疲労も重なったのではないかと思いますが、体調にお変わり
はございませんでしょうか？
⑤ 今回の件、まずは私から2点ほど質問させてください。
・Ａ様が今回ご心配されている点について、もう少し具体的に教えていただ
　けますでしょうか？（体への影響等）
・『放射線は体に悪いから、普段から気を付けている』とのことですが、放
　射線に対して、具体的にはどのように気を付けられているのでしょう
　か？
　　Ａ様が感じられている不安や苦しみが少しでも解消できますよう、可能
な限りお力になりたいと思っております。
　　その他、気になること等ありましたら、遠慮せずに何でもおっしゃって
ください。
　　また、説明にはなるべく平易な言葉を心掛けておりますが、内容がわか

りづらいことがございましたら、そのときも遠慮せずご指摘ください。

⑥ 返信はいつでも構いませんので、お手隙のときに返していただけましたら幸いです。

⑦ また、こちらからの返信につきましても、なるべく早くさせていただくよう努めておりますが、他の業務との兼任になりますので、お時間いただくことがありますことをご了承ください。

よろしくお願いいたします。

このように質問を返すことで、メールのやり取りを繰り返していくこととなります。

これ以降のメールのポイントですが、「不安」「眠れない」等の感情が込められた言葉は、不安な気持ちを受け止めていることを積極的に伝え返すことが大切です。

そして、主訴が明らかになってきたら情報提供を行いますが、その場合も一度に多くの情報を送りすぎず、毎回理解してもらえそうなことから返信していき、その都度、理解度を確認するようにします。

また、メールのやり取りを続けていると、次のようなことが起こることがあります。

・**わからないことや専門外のこと、答えにくい質問をされる**

この場合、無理して答えてしまうと不信感をもたれてしまったり、信頼関係が損なわれてしまうことがあります。

わからないことには正直に「わからない」、答えられないことには正直に「答えられない」と伝えます。

・**質問内容が二転三転する**

質問内容が変化したり、次々と別のことを聞かれる場合があります。その場合は相談内容が変わったというわけではなく、奥に隠されている不安や悩みが明確になっていない可能性があります。そういうときは、その都度回答するのではなく、メール内容を要約しながら主訴の把握に努め、相談者に気付きを与えることが必要です。

9章　電子メールによる医療被ばく相談対応

まとめ

- 医療被ばく相談の対応の場合、不安な気持ちに寄り添い、こちらから質問したり、メールのやり取りを繰り返しながら、相談者の主訴を把握できるように努める
- 主訴が明らかになってきたら、少しずつ理解度を確認しながら情報提供を行っていく

9·2·5　メールのやり取りが途絶えた場合

　面談形式において、相談者が話すことをやめ、沈黙に入ることがあるということは、4·5·7項「相談者が沈黙した場合」にてお伝えしました。

　メール形式においては、メールが途絶えることが「沈黙」であるといえるのではないかと思います。面談形式において、沈黙の意味は

① 自分を語ることへの抵抗、ためらい、不安、迷い等、否定的、消極的な気持ちの表れ

② 胸にためていた思いを吐き出してほっとしている安堵感

③ 自分の考え、感情等を探索しているような肯定的、積極的な気持ち

④ 自分を理解してくれないカウンセラーへの不満、怒り、反発、不信感

ということでしたが、メールが途絶えることが「沈黙」であるといえるのは、上記理由によってメールの返信が途切れるということがあり得るからです。

　しかし、メール形式の場合は、やり取りの時間が面談形式よりも長期化するため、相談者の状況が変わってしまったことによってメールができなくなっている可能性があります。

　具体的には

① 仕事や家庭の事情等で返信をする余裕がなくなった

② メールを見られない環境になった

③ 知りたいことをすでに知ることができ、満足した

④ やり取りが面倒になった

⑤ 内容が難しく返信に困った

ということが挙げられます。

また、メール形式では相談者の様子を直接見ることはできないため、今までのメールを見返して考えているかもしれませんし、返信できない事情があったり、どのように返信したらよいのか悩んでいる可能性もありますが、そういった様子を一切うかがい知ることはできません。

その場合、こちらからもう一度メールを送ってみると、相談者の状況を知ることができたり、やり取りが再開する可能性があります。

面談形式と同様に、沈黙には内省を促す効果もありますので、メールの返信がなくなったからといって、すぐに次のメールを送ることは望ましくありません。目安としては、2週間ほど待ってみてから、様子をうかがうメールを送ってみます。ここで、相談者が現在の状況を説明してくれたり、考えていたことを伝えてくれれば相談が再開することがあります。

それでも返信がなかった場合には、相談者が何らかの事情でメールができなくなったか、あるいは相談者にとってメールする必要がなくなったと考えられるため、対応終了ということになります。

まとめ

- メール形式では、面談形式とはまた違った理由で沈黙に入ることがある
- 沈黙状態であったとしても、こちらからもう一度メールを送ってみると、相談者の状況が知れたり、やり取りが再開する可能性がある

参考文献

・武藤清栄・渋谷英雄「メールカウンセリング　その理論・技法の習得と実際」川島書店

10章

医療被ばく相談窓口の開設

　これまで医療被ばく相談はどのようにしたらいいか、ということについて述べてきました。ここまで読んでいただいた方のなかは、医療被ばく相談を積極的に行いたい、と思ってくださった方もおられるのではないでしょうか。

　ここでは、そのように積極的に医療被ばく相談を行ってみたい方のために、医療被ばく相談窓口を施設に設けるにはどうしたらいいのか、ということについて提案したいと思います。

　医療被ばくに悩んでいても、なかなか病院のスタッフをつかまえて相談しにくかったり、潜在的に医療被ばくに対して不安を抱えている患者さんも少なくないと思いますが、気軽に相談できる場所がなかったりして、結果的に悩みを解消できないままでいる方もおられます。

　近くの病院や医療機関に医療被ばく相談窓口ができれば、そのような方々にとって救いの場所となり、安心して検査を受けることの手助けとなるはずです。

10・1　開設準備

　医療被ばく相談窓口を開設しようと思っても、一人でできるものではありません。まずは診療放射線技師長等の所属長である上長へ相談し、承認、許可を得ることから始めます。

　そのためには同僚等にその必要性、有用性を説明し、理解者、協力者を増やしておくとより進めやすくなるでしょう。

　医療被ばく相談窓口を開設することが所属部署としての決定事項となれば、以

下の項目について具体的に考えていきます。

- **対応日、時間**

相談対応をする時間について、日や時間を指定してもらうか、随時対応するか、というパターンが考えられます。日や時間について指定してもらう場合は、相談があった場合に患者さんに予約してもらい、日時を調整して後日対応します。

相談を随時受け付ける場合は、相談発生時に対応者が動けるようなフォローアップ体制の構築が必要になります。

- **対応場所**

医療被ばく相談をどこで受けるか検討します。プライバシーに配慮し、個室を確保するほうが望ましいでしょう。

相談室のような専用の個室を確保できなくても、対応時間を夕方等にして、そのときに空いている検査室等を使うことで個室を確保するのも一つの手です。放射線部門で個室が確保できない場合は、他部署の個室が借りられるかということも視野に入れて、対応場所を検討します。

- **相談室のレイアウト**

個室内ははす向かい、もしくは効果が同等なレイアウトがとれるように意識します（4・5・8項「相談対応時の座る位置の心理的効果」参照）。

対面の席しか用意できそうにないときは、相談者の真正面に座ると緊張感が出てしまうため、図10・1の右の図のように相談者の真正面ではない席に座ることで、はす向かいに近い効果が得られます。

また、相談対応者が座る位置から、自然な視線で確認可能な場所に時計を配置できれば望ましいです。

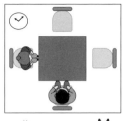 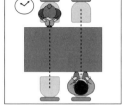

 相談者　 対応者

図10・1　相談室のレイアウト

10章　医療被ばく相談窓口の開設

● 対応の形式

相談対応の形式としては面談のみとするか、電子メールの対応も受け付けるかを検討します。また、本書では特に解説していませんが、電話対応という手段もあります。電話対応をすることになっても、面談形式と同じように話を進めることが基本となりますが、表情や姿が見えないため、非言語の情報が少なくなることに注意して対応するようにしてください。

● 受付

医療被ばく相談の受付はどこで行うのかということを決めておきます。

放射線科の受付であれば、スタッフも患者さんもわかりやすいのではと思いますが、そこは各施設の事情や、施設内の動線、レイアウトを加味して検討してみてください。

● 広報・周知

相談窓口の開設や詳細が決まれば、医療安全委員会や幹部の会議等で相談窓口を開設する旨を伝え、院内および施設内の周知を図ります。さらに、患者さんへの周知として、病院や施設のホームページへの掲載や、相談窓口周知用のポスター等を作成します。

相談時に使えるような説明用の資料を用意したり、患者さんが自由に持って帰れるようなリーフレット等を作成するのもよいと思います。

まとめ

- 医療被ばく相談窓口の開設は一人ではできないため、上長や周囲の理解、承認を得ることから始める
- 相談窓口を開設できることになれば、相談対応日や時間、対応方法や場所、対応方式、周知方法等について検討する

10・2　相談を受けるにあたっての注意事項

医療被ばく相談を積極的に受けることになると、様々な相談が寄せられます。その場ですぐに答えを出せるようなものから、頭を抱えるような複雑な悩みに

出くわすことがあります。そんなとき、無理に話を進めたり、その場しのぎの対応をしても、誰にとってもいいことはありません。

自分ではわからない、手に負えそうにない相談のときは、決して無理に進めるのではなく、ときには回答までに時間をもらうということも必要になります。その場合は「回答までに時間をいただけますか」と一度相談を終了して、また後日相談の日程を調整し、改めて相談を受けるようにします。

そのようなときのために、前もって上司にすぐ相談できるような体制を作ったり、相談対応の上級者に相談できるようなつながりを作っておくことが大切です。

特に周りにそのような方がいない場合は、日本放射線カウンセリング学会に相談することも検討していただけたらと思います（ぜひホームページにアクセスしてみてください）。もし第三者に相談する際は、医療被ばく相談において守秘義務が生じるように、相談を受けた第三者側にも守秘義務が生じるので、その点について注意しながら相談するようにします。

とにかく、自分一人で何とかしなければ、と抱え込まないようにしてください。

まとめ

- 相談対応は決して無理をせず、自分の手に負えないと感じたときは上級者を頼ること
- いざというときのために、上級者とのつながりを作っておく

10・3　医療被ばく相談窓口が全国に増えたら

本章の冒頭でも述べましたが、実際には検査を受けた後にあえて相談をしなくても、病院に質問や問い合わせをしなくても、潜在的に医療被ばくに対して不安を抱えている患者さんは少なくないと思います。

診療放射線技師の方であれば、今までこんなことを言われたことはないでしょうか。

「診療放射線技師って、放射線は危なくないの？」

「被ばくするから心配だね」

女性であれば

「妊娠とかの影響は大丈夫なの？　気を付けてね」

と、声をかける側はあくまで善意ではあるのですが、そのように言われたことがあるという話も聞いたことがあります。

診療放射線技師という仕事について、世間の方にこのように認識されていることは少なくなくないわけですが、そのように認識されている方々が医療被ばくを受けるとき、どのように思われるでしょうか。

きっと、ネガティブな感情を抱くと思います。

私が、潜在的に医療被ばくで悩む方が多いだろうと思うのは、このためです。

この活動が広がり、医療被ばく相談が受けられる施設が全国に増え、医療被ばくに悩む方が一人でも多く、安心して検査を受けられることができるようになることを祈っています。

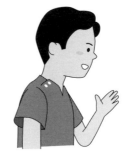
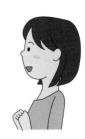

索 引

ア 行

遺伝的影響　**34, 123**
意味への応答　**104**
医療被ばく説明　**6, 45**
医療被ばく相談　**6, 62**
医療被ばく相談窓口　**182**
医療法施行規則の改正　**45**

カ 行

カウンセラー　**80, 86**
カウンセリング　**80**
確証バイアス　**74**
確定的影響　**27, 32, 121**
確率的影響　**27, 34, 123**
カタルシス効果　**99**
感情への応答　**103**
簡単受容　**102**
器官形成異常　**128**
吸収線量　**30**
共 感　**87**
共感的理解　**87**
クライエント　**18, 78, 80**
傾 聴　**19, 79, 92, 97, 98, 107**
傾聴の効果　**98**
欠如モデル　**12, 68**
個人線量当量　**31**
事柄への応答　**103**
子供の被ばく　**127**

サ 行

最適化　**46, 58**
しきい値　**32, 121**
しきい値なし直線モデル　**40, 41**
自己一致　**87**
自己概念の変容　**84**
自己回復力　**77**

自己受容の促進　**99**

自己理解の促進　**99**
自然放射線　**28**
実効線量　**31, 131**
実用量　**31**
周辺線量当量　**31**
主 訴　**15, 65, 115**
守秘義務　**95, 158**
受 容　**87**
照射線量　**30**
初頭効果　**64**
診断参考レベル　**58, 134**
心理的リアクタンス　**76**
スターのリスク受容モデル　**124**
ステークホルダー　**124**
精神発達遅滞　**128**
正当化　**46, 58**
相談記録　**156**
組織加重係数　**31**
組織反応　**27, 32, 121**

タ 行

胎 児　**128**
沈 黙　**88, 180**
伝え返し　**103**
電子メールによる医療被ばく相談　**165**
等価線量　**31**
閉ざされた質問　**105**

ナ 行

妊娠中の影響　**128**
ノセボ効果　**22**

ハ 行

漠然とした不安　**126**
パーソナルスペース　**90**

索　引

発がん　**34, 123**
被ばく線量　**119, 130, 133**
開かれた質問　**105**
物理量　**30**
不　妊　**121, 129**
プラセボ効果　**22**
フレーミング効果　**121**
雰囲気作り　**100**
方向性線量当量　**31**
防護量　**30**
放射線　**26**
放射線カウンセリング　**3, 18, 77**
放射線加重係数　**31**
放射能　**27, 30**

マ　行

無条件の肯定的配慮　**87**
メラビアンの法則　**96**

ヤ　行

要　約　**106**

ラ　行

来談者中心療法　**80, 83**
ラポール　**78**
リスクコミュニケーション　**124**
リレーション　**78**
リレーション作り　**92, 95**

英　字

CTDIvol　**134**
DAP 形式　**160**
DLP　**134**
DNA 損傷　**27**
DRL　**58, 134**
LNT モデル　**40, 41**

〈著者略歴〉

小松 裕司（こまつ ゆうじ）

1998 年	京都医療技術短期大学診療放射線技術学科卒業
1998 年	大阪厚生年金病院（現・JCHO 大阪病院）放射線室
2012 年	松下記念病院診療技術部放射線技術室
2018 年	武蔵野大学通信教育部人間科学部人間科学科心理学専攻卒業
2023 年	大阪ハイテクノロジー専門学校診療放射線技師学科副学科長
2024 年	滋慶医療科学大学大学院医療管理学研究科医療安全管理学専攻修了 修士（医療安全管理学）
2024 年	群馬県立県民健康科学大学大学院診療放射線学研究科博士後期課程在学中

日本放射線カウンセリング学会会長
日本診療放射線技師会　放射線被ばく相談員分科会初代分科会長

［所有資格］
診療放射線技師
産業カウンセラー
放射線カウンセラー
放射線被ばく相談員

小松 有希（こまつ ゆき）

2007 年	京都医療技術短期大学診療放射線技術学科卒業
2007 年	神戸大学医学部附属病院放射線部
2009 年	大阪厚生年金病院（現・JCHO 大阪病院）放射線室
2023 年	大阪行岡医療専門学校長柄校放射線科専任教員

［所有資格］
診療放射線技師
放射線被ばく相談員
第一種放射線取扱主任者

- 本書の内容に関する質問は、オーム社ホームページの「サポート」から、「お問合せ」の「書籍に関するお問合せ」をご参照いただくか、または書状にてオーム社編集局宛にお願いします。お受けできる質問は本書で紹介した内容に限らせていただきます。なお、電話での質問にはお答えできませんので、あらかじめご了承ください。
- 万一、落丁・乱丁の場合は、送料当社負担でお取替えいたします。当社販売課宛にお送りください。
- 本書の一部の複写複製を希望される場合は、本書扉裏を参照してください。

JCOPY ＜出版者著作権管理機構 委託出版物＞

これならわかる　医療被ばく説明・相談の実務

2024 年 10 月 21 日　第 1 版第 1 刷発行

著　者	小 松 裕 司	
	小 松 有 希	
発 行 者	村 上 和 夫	
発 行 所	株式会社 オーム社	

　　　　郵便番号　101-8460
　　　　東京都千代田区神田錦町 3-1
　　　　電話　03(3233)0641(代表)
　　　　URL　https://www.ohmsha.co.jp/

© 小松裕司・小松有希 2024

印刷・製本　美研プリンティング
ISBN978-4-274-23261-9　Printed in Japan

本書の感想募集　https://www.ohmsha.co.jp/kansou/

本書をお読みになった感想を上記サイトまでお寄せください。
お寄せいただいた方には、抽選でプレゼントを差し上げます。